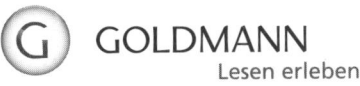

GOLDMANN
Lesen erleben

Buch

Beschwerden im Kniegelenk kennen die meisten von uns, egal ob jung oder alt. Mit dem Alter nehmen schmerzhafte Gelenkeinschränkungen oftmals zu und führen zur Einschränkung der Lebensqualität. Häufig sind Veränderungen des Gelenkknorpels für die Schmerzen verantwortlich. Aber nicht jeder Knorpelschaden ist gleich zu behandeln. Der Gelenkexperte Dr. med. Ronald Dorotka gibt Aufschluss über die Ursachen und stellt die richtigen Behandlungsmethoden vor.

Autor

Dr. med. Ronald Dorotka ist als Facharzt für Orthopädie, orthopädische Chirurgie, Sportorthopädie und Rheumatologie in Wien tätig. Er ist Spezialist für moderne Knorpelbehandlungen und -transplantationen und leitete jahrelang die Knorpelambulanz der Universitätsklinik für Orthopädie Wien.

Dr. med. Ronald Dorotka

Gesunde Gelenke

Effiziente Therapien bei Knorpelschäden
und Arthrosen

GOLDMANN

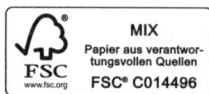

Verlagsgruppe Random House FSC® N001967
Das für dieses Buch verwendete FSC®-zertifizierte Papier
Classic 95 liefert Stora Enso, Finnland.

1. Auflage
Vollständige Taschenbuchausgabe Januar 2016
Wilhelm Goldmann Verlag, München,
in der Verlagsgruppe Random House GmbH
© 2010 Verlagshaus der Ärzte GmbH, Wien
Bildnachweis: Beatrix Kutschera: 17 (oben), 102, 111, 131, 136;
Ronald Dorotka: 17 (unten), 31, 43, 99, 118, 119, 121, 124, 130, 134, 136, 137;
Ormed GmbH: 104
Umschlaggestaltung: Uno Werbeagentur, München
Umschlagillustration: Getty Images/Tetra Images – Take A Pix Media
Projektbetreuung: Mag. Hagen Schaub
Satz: Uhl + Massopust, Aalen
Druck und Bindung: GGP Media GmbH, Pößneck
MZ · Herstellung: cb
Printed in Germany
ISBN 978-3-442-17547-5
www.goldmann-verlag.de

Besuchen Sie den Goldmann Verlag im Netz

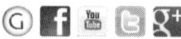

INHALT

EINLEITUNG

Es gibt kaum jemanden, der nicht irgendwann über Beschwerden im Kniegelenk klagt, ja bereits im Kindesalter kann es zu Schmerzen in diesem Bereich kommen. Aufgrund fehlender schlüssiger Erklärungen zur Ursache werden diese Probleme dann häufig als »Wachstumsschmerz« abgetan. Später, in unserer sportlich aktiven Zeit, treten immer wieder Überlastungsschmerzen auf, die in den meisten Fällen auch wieder verschwinden. Häufig sind auch schon junge Frauen von Schmerzen rund um die Kniescheiben betroffen. Und je älter wir werden, desto verbreiteter und intensiver können die schmerzhaften Einschränkungen werden. Letztendlich sind dann bei vielen Menschen mit Gelenkbeschwerden Operationen unumgänglich.

Aber so vielfältig die Beschwerden sein können, so unterschiedlich sind auch die Ursachen. Nicht nur bei Patienten, sondern auch bei Ärzten bestehen manchmal Unklarheiten über die Gründe von Schmerzen in Gelenken. Moderne Diagnoseverfahren wie etwa die Magnetresonanztomografie haben zwar die Möglichkeiten der Erforschung von Ursachen der Gelenkschmerzen wesentlich verbessert, in allen Fällen ist aber die exakte Untersuchung des Gelenkes durch einen erfahrenen Orthopäden unumgänglich. Häufig ist auch die Verwendung der Magnetresonanztomografie wie etwa bei der fortgeschrittenen Arthrose (Gelenkabnutzung) nicht notwendig, und es genügen ärztliche Untersuchung und ein normales Röntgen zur Diagnosestellung.

Bei allen möglichen Ursachen sind häufig Veränderungen des Gelenkknorpels für die Schmerzen verantwortlich. Nicht jeder Knorpelschaden ist aber gleich zu behandeln. Es stehen für diese Patientengruppe daher unterschiedliche Therapiemöglichkeiten zur Verfügung. Auf den folgenden Seiten sollen Sie als betroffener Patient mit Gelenkbeschwerden oder auch als Person, die zukünftige Probleme vermeiden will, erfahren, warum es zu Veränderungen in unseren Gelenken kommt und welche Behandlungsformen Sie am schnellsten Weg zur Schmerzfreiheit führen. Das Hauptaugenmerk des Buches liegt auf der Darstellung jener Therapien, die ihre Wirksamkeit in entsprechenden Studien ausreichend belegen konnten.

WISSENSWERTES ÜBER KNORPEL UND KNORPELSCHÄDEN

Wie häufig sind Knorpelschäden?

Bei Untersuchungen einer großen Zahl von Patienten, die sich einer sogenannten Arthroskopie (Gelenkspiegelung) unterzogen haben, hat sich gezeigt, dass schon in jüngeren Jahren durchschnittlich 60 von 100 Operierten Knorpelschäden aufwiesen. Bei jedem fünften Patienten lagen bereits größere Schäden des Knorpels vor. Es muss zwar nicht jeder Mensch mit Knorpelschaden deswegen auch Beschwerden haben, aber die Vermutung, dass diese schmerzlosen Schäden irgendwann zu Problemen führen, liegt nahe.

Die Häufigkeit nimmt dabei mit zunehmendem Alter zu. Bei über 70-Jährigen findet man schon bei acht von zehn Menschen Knorpelschäden, wobei vor allem Hüft- und Kniegelenke betroffen sind. Diese Zahlen lassen in den nächsten Jahren allein in den Industrieländern fast 40 Millionen Arthrosepatienten erwarten.

Die Bedeutung nicht nur für den einzelnen Betroffenen, sondern auch für die Gesellschaft und das Gesundheitssystem ist folglich enorm. Hierzulande verdeutlichen volle Orthopädenordinationen und Wartelisten für Gelenkoperationen

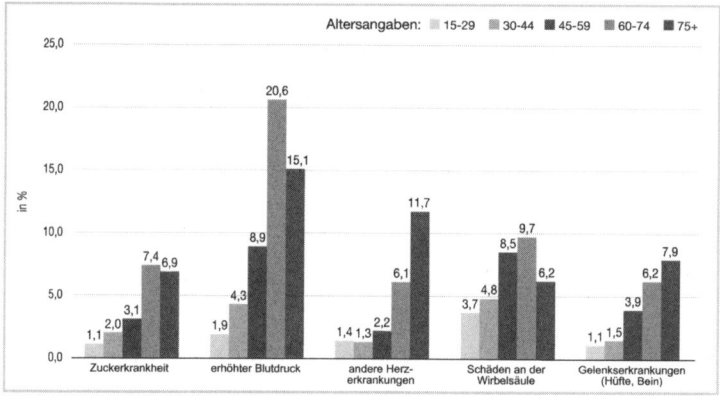

Quelle: Statistik Austria, Mikrozensus 1999; Berechnung: ipr.

das Problem. Patienten mit Gelenkproblemen stellen z.B. mehr als 7 % der chronischen Kranken in Wien. Mit Ausnahme der Bluthochdruckpatienten, die ebenfalls 7 % stellen, wird diese Zahl von keiner anderen Krankheitsgruppe übertroffen. Deshalb ist es auch nicht verwunderlich, dass Probleme des Bewegungsapparates nach Erkrankungen der Atemwege die zweithäufigste Ursache für Krankenstände sind. In Österreich waren im Jahr 2003 rund 82 400 Personen mit Knorpelschäden durchschnittlich 13 Tage stationär aufgenommen (allein in Wien waren 16 000 Knorpelpatienten stationär aufgenommen). Auch hier liegen Erkrankungen des Bewegungsapparates im Spitzenfeld an zweiter Stelle noch vor Erkrankungen der Atemwege und des Verdauungsapparates.

Alleine in den Industriestaaten sind in den nächsten Jahren über 40 Millionen Patienten mit Knorpelschäden zu erwarten.

Wie funktionieren unsere Gelenke?

Der menschliche Körper hat 68 bewegliche Gelenke, wenn man die Wirbelsäule nicht dazuzählt. Zu den Gelenken zählen im Bereich der Arme das Schultergelenk, Ellbogengelenk, Handgelenk und die Fingergelenke. Unsere Beine werden von Hüftgelenk, Kniegelenk, Sprunggelenk und Zehengelenken bewegt. Hüft- und Kniegelenk sind unsere größten Gelenke und übernehmen die meiste Belastung beim Gehen, Laufen usw. Deswegen ist auch erklärbar, warum gerade in diesen Gelenken so häufig Knorpelschäden vorkommen. Aber auch in allen anderen genannten Gelenken können Schäden des Knorpels auftreten: Arthrose in den Fingergelenken (Fingerpolyarthrose), an der Großzehe (Hallux rigidus), Knorpelschäden im Schulter- oder Sprunggelenk, um nur einige zu nennen.

Allen Gelenken ist gemeinsam, dass sie für Bewegung und unser Fortkommen sorgen. Hätten wir keine Gelenke, wären unsere Arme und Beine unbewegliche Stäbe. Gelenke verbinden also zwei oder mehrere Knochen. Damit nicht bei jeder Bewegung Knochen auf Knochen scharrt, sind die gelenkbildenden Knochen mit Knorpel überzogen. Knorpel ist wesentlich glatter und elastischer als Knochen. Somit wird ein »reibungsloses« Bewegen möglich. Gelenke funktionieren also wie Scharniere, die wir auch benötigen, um unsere Türen zu öffnen und zu schließen. Tatsächlich werden viele Gelenke auch von Ärzten Scharniergelenke genannt, wie zum Beispiel im Finger- oder Ellbogenbereich. Schulter- und Hüftgelenke sind bei grober Betrachtung sogenannte Kugelgelenke, da ein Gelenkpartner kugelförmig ist und sich in einer schalenförmigen Pfanne bewegt.

Im Falle des Kniegelenkes unterscheiden Ärzte einen vorderen Anteil (anterior; dort, wo die Kniescheibe zu tasten ist), einen hinteren Anteil (posterior; Kniekehle), einen inneren Bereich (medial; innenseitig, wo sich beide Kniegelenke berühren) und einen äußeren Anteil (lateral; seitlich, dem anderen Bein abgewendete Seite). Innen finden wir die inneren Gelenkhöcker (Kondylen) des Oberschenkelknochens und des Schienbeins und den Innenmeniskus; außen die äußeren Gelenkhöcker und den Außenmeniskus.

Zusätzliche Gelenkbestandteile

Um die Bewegungen auch geordnet ablaufen lassen zu können, sind in unseren Gelenken zusätzliche Hilfsstrukturen notwendig. Dazu zählen vor allem Bänder, die die Gelenke zusammenhalten und führen. Die bekanntesten Bänder im Kniegelenk sind wohl die Kreuzbänder. Hinteres und vorderes Kreuzband verhindern das Abrutschen des Schienbeines gegenüber dem Oberschenkelknochen. Beide verlaufen in gekreuzter Richtung (deshalb auch der Name) vom Oberschenkelknochen zum Schienbein. Die Kreuzbänder sind straff gespannt und äußerst widerstandsfähig. Bei Unfällen, wo der Unterschenkel gegenüber dem Oberschenkel wegkippt, wie zum Beispiel beim Landen aus dem Sprung oder beim Verkanten auf Skiern, kann vor allem das vordere Kreuzband reißen.

Seitlich außen und innen am Knie verbinden die beiden Seitenbänder Oberschenkelknochen mit Schien- und Wadenbein. Auch diese Bänder führen das Kniegelenk und verhindern ein seitliches Wegkippen. Seitenbänder finden sich auch bei allen Finger- und Zehengelenken, beim Ellbogen-, Hand- und Sprunggelenk. Bänder bestehen aus straffem, widerstandsfähigem Bindegewebe.

Die Gelenkkapsel umhüllt alle Gelenke und schließt sie gegen andere Gewebe ab. Die Gelenkkapsel ist mit der sogenannten Gelenkinnenhaut (Synovialis) ausgekleidet, die die Gelenkflüssigkeit (Synovia) produziert. Diese Synovia dient als Gelenkschmiere und gewährleistet das störungsfreie Aneinandergleiten der Knorpel. Dazu ist relativ wenig Flüssigkeit nötig, weswegen eine vermehrte Produktion von Gelenkflüssigkeit mit von außen sichtbarer Schwellung immer für eine krankhafte Veränderung im Gelenk spricht. Häufig wuchert dabei auch die Gelenkinnenhaut, um in weiterer Folge noch mehr Flüssigkeit zu produzieren. Sehr starke Wucherungen der Synovialis können bei der Polyarthritis (echtes Gelenkrheuma) auftreten.

Im Kniegelenk finden wir auch wie bereits erwähnt einen inneren und äußeren Meniskus (Mehrzahl; die Menisci; *sprich Meniszi*), der als zusätzlicher Puffer dient. Das Meniskusgewebe ist ein Mischgewebe aus Knorpel und Bindegewebe. Der Innenmeniskus ist fest bei dem inneren Seitenband verwachsen und kann aus diesem Grund bei abrupten Bewegungen nicht ausweichen. Deshalb sind Verletzungen des Innenmeniskus häufiger als jene des Außenmeniskus. Eine gefürchtete Verletzung ist die sogenannte »unhappy triad« (unglückliche Dreifachverletzung), bei der vorderes Kreuzband, Innenmeniskus und inneres Seitenband reißen.

Häufig gibt es auch Schleimbeutel (Bursen), die die Gelenke umgeben und die Abschnitte der Gelenke vor Druck schützen. Hierzu zählt etwa der Schleimbeutel (Bursa praepatellaris), der zwischen Kniescheibe und Haut liegt und somit den Knochen vor Druck beim längeren Knien schützt.

Wie ist der Gelenkknorpel aufgebaut?

Im Vergleich zu unserer Gesamtkörpergröße ist der Gelenkknorpel relativ dünn. Je nach Gelenkgröße erreicht er nur eine Höhe von einem halben bis wenigen Millimetern. Das Besondere am Knorpel ist das vollständige Fehlen von blutversorgenden Gefäßen und von Nerven. Das heißt, dass der Knorpel weder durchblutet ist noch Schmerzen verursachen kann. Die blutlose Ernährung des Knorpels mit notwendigen Stoffen erfolgt über die Gelenkflüssigkeit und etwas

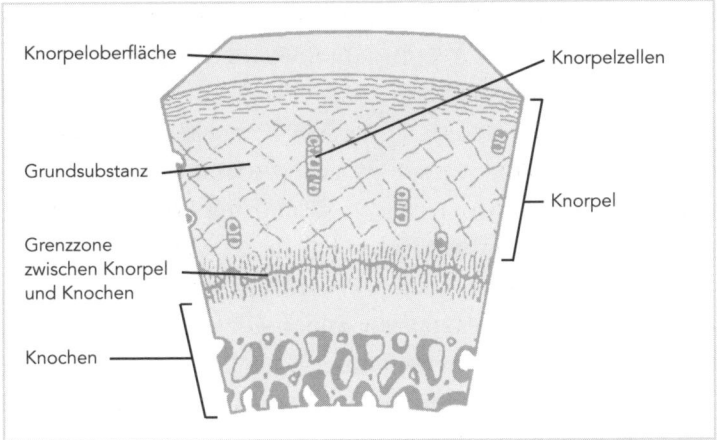

Knorpeloberfläche

Knorpelzellen

Grundsubstanz

Knorpel

Grenzzone
zwischen Knorpel
und Knochen

Knochen

Aufbauschema des Knorpels.

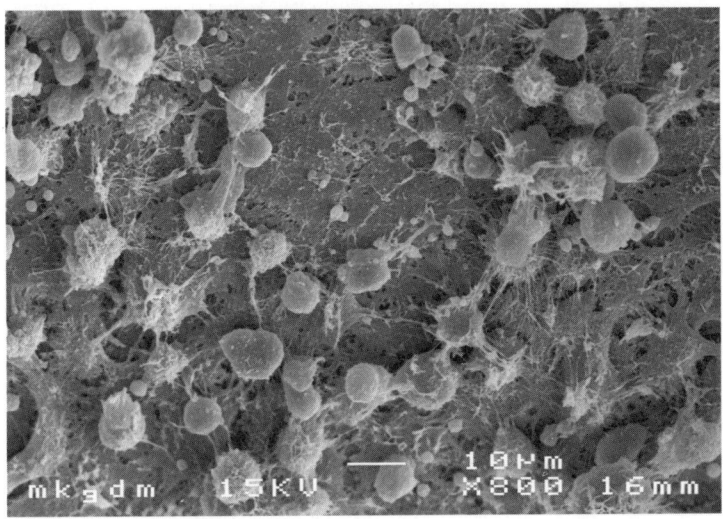

Knorpelzellen (rund) 800-mal vergrößert mit Elektronenmikroskop.

17

auch über den darunterliegenden Knochen, indem diese Stoffe langsam in den Knorpel einwandern. Aber wie kann es möglich sein, dass Knorpel keine Nerven besitzt und doch so schmerzhaft sein kann? Liegt ein Knorpelschaden vor, so entstehen die Schmerzen im darunterliegenden Knochen, der nun teilweise oder ganz freiliegt und nicht mehr geschützt ist, und auch von der nun gereizten Gelenksinnenhaut werden Schmerzen weiter ans Gehirn übertragen.

Gelenkknorpel besteht vor allem aus Wasser. Ca. $^2/_3$ der Knorpelmasse sind Wasser. Dieser hohe Wasseranteil erklärt auch die geringe Reibung, wenn Knorpel über Knorpel läuft. jeder, der schon einmal ein flaches Stück Eis über einen glatten zugefrorenen See geworfen hat, weiß, wie weit das Eisstück ohne Widerstand weiterrutscht. Eine ähnliche Gleiteigenschaft wie Eis auf Eis hat Knorpel auf Knorpel. Der Rest des Knorpels ist aus der sogenannten Grundsubstanz, wenigen Mineralstoffen und Knorpelzellen aufgebaut.

Knorpel besteht aus wenigen Zellen (etwa 5 % der Knorpelmasse), den Knorpelzellen (Chondrozyten). Diese Zellen sind zwar teilungsfaul, aber sehr fleißig im Herstellen von Knorpelbestandteilen. Diese Bestandteile bilden wiederum die Grundsubstanz. Diese Grundsubstanz ist aus großen und kleineren Stoffen mit Eiweiß- und Zuckerbestandteilen aufgebaut, die gemeinsam mit dem Wasseranteil die besondere Elastizität gewährleisten. Zu diesen Eiweißstoffen gehören die Hyaluronsäure, die beiden Aggrekane Keratansulfat und Chondroitinsulfat, Kollagene (vor allem das knorpeltypische Kollagen Typ 2), Dekorin, Biglykan und das Link-

Protein. Diese bilden einen sehr komplizierten Aufbau des Knorpels.

In gesunden, belastungsfähigen Gelenken stellt der Knorpel ein wunderbar funktionierendes System dar. Einwandfrei arbeitende Knorpelzellen produzieren für ihre Umgebung sehr wichtige Stoffe im richtigen Ausmaß. Durch die spezielle elektrische Ladung dieser Stoffe wird Wasser im Knorpel behalten und durch das richtige Abstoßungs-Anziehungs-Verhältnis (ähnlich wie bei Magneten) entsteht das einmalige Reibungsverhalten und die Elastizität dieses dünnen Gewebes, das so wichtig ist für jede unserer Bewegungen.

Welche Ursachen für Knorpelschäden gibt es?

Die Ursachen für Knorpelschäden sind vielfältig. Kommt es bei einem Unfall zu einer abrupten Bewegung, wird auf ein bestimmtes Knorpelgebiet ein enormer Druck ausgeübt. Dieses Knorpelgebiet, das nur wenige Quadratzentimeter groß sein kann, wird kurzfristig geschädigt. Das heißt, die oben genannten Strukturen der Grundsubstanz, die das komplizierte Netzwerk des Knorpels stellen, werden (auf Molekularebene) aufgerissen. Die einzelnen kleinsten Eiweißstoffe verlieren den »Halt« untereinander. Die elastischen und widerstandskräftigen Eigenschaften des Knorpels werden vermindert. Der Knorpel wird an dieser Stelle weicher. Wie weit auch die Knorpelzellen beschädigt sind, entscheidet, ob die

Knorpelerweichung weiter fortschreitet. In diesem Stadium kann sich der Knorpel auch erholen. Geschieht dies jedoch nicht, entsteht irgendwann aus der Erweichung auch der Verlust von Knorpelgewebe. Die Knorpelzellen können das »aufgerissene« Netzwerk des Knorpels nicht mehr reparieren. Während erweichter Knorpel noch die normale Dicke von gesundem Knorpel zeigt, wird nun beim Verlust von Gewebe der Knorpel auch dünner. Dieser Zustand kann nicht mehr rückgängig gemacht werden.

> Der Verlust von Knorpelgewebe kann vom Körper alleine nicht ersetzt werden. Es folgt kein oder höchstens ein narbiger, aber minderwertiger Ersatz.

Es entsteht an der Stelle des druckbedingten Knorpelschadens ein zunehmend tiefer reichender Knorpelkrater. Zu diesem Zeitpunkt muss der Patient noch keine Schmerzen verspüren. Schreitet der Knorpelverlust jedoch fort, wird irgendwann der unter dem Knorpel liegende Knochen erreicht, also jener Knochen, der auch mit den Schmerz leitenden Nerven durchsetzt ist. Schmerzen beginnen den Patienten zu plagen. Zusätzlich muss nun dieses Knochenstück anstatt des verloren gegangenen Knorpels den Druck bei jeder Gelenkbewegung übernehmen. Der Knochen beginnt zu reagieren und verdickt, um sich der stärkeren Druckbelastung entgegensetzen zu können. Dies verursacht weitere Veränderungen in den umgebenden Knochenanteilen. Es können sogar richtige »Hohlräume« im Knochen unterhalb eines Knorpelkraters entstehen, sogenannte Zysten. Weiters steigt auch die Belastung für die Knorpelanteile, die den Knorpelkrater umgeben. Der Druck auf die Kraterränder wird größer und der Schaden kann sich an dieser Stelle auch in die Breite zu vergrößern beginnen. Durch die bisher beschriebenen Störungen verbreitet sich das Geschehen auf das gesamte Gelenk.

Aufgrund des Knorpelschadens reagieren auch die Zellen der Gelenkinnenhaut. Eine Entzündung entsteht im Gelenk, dadurch verstärken sich die Schmerzen. Die Gelenkinnenhaut produziert mehr Gelenkflüssigkeit, das Gelenk schwillt an. In der Flüssigkeit befinden sich auch Stoffe und Abwehrzellen, die die Entzündung verstärken, da der Körper versucht, sich auf diese Art zu helfen. Allerdings sind auch Stoffe dabei, die wiederum den gesamten Knorpel schädigen und erweichen können. Es beginnt ein Teufelskreis, der sehr oft in der vollständigen Abnutzung des Gelenkes (Arthrose) endet.

Diese Vorgänge vom Beginn des Knorpelschadens bis zur Arthrose können unterschiedlich lange dauern, das heißt zwischen wenigen Jahren und mehreren Jahrzehnten. Der ganze Prozess kann auch an einer bestimmten Stelle stoppen und nicht mehr fortschreiten. Die Wahrscheinlichkeit, dass aus einem Knorpelkrater eine Arthrose entsteht, ist jedoch viel größer. Auf jeden Fall kann verloren gegangenes Knorpelgewebe durch die eigene Kraft des Körpers nicht wiederaufgebaut werden. Mit verschiedenen Heilungsprozessen versucht der Körper, die Knorpellücken aufzufüllen. Die Zellen der Gelenkinnenhaut spielen dabei eine große Rolle, und bei gleichzeitiger Verletzung des darunterliegenden Knochens können auch Knochenmarkzellen in den Knorpelschaden einwandern und diesen ausfüllen. Daraus entsteht aber immer minderwertiges Narbengewebe, das die besondere Funktion des Knorpels nicht vollständig ersetzen kann.

Neben direkten Druckbelastungen wie bei einem Unfall können Knorpelschäden auch durch eine verloren gegangene Stabilität des Gelenkes entstehen. Kommt es etwa zu einem Riss des vorderen Kreuzbandes, wird der Knorpel (meist an der Innenseite des Kniegelenkes) bereits beim Unfall stark unter Druck gesetzt. Oben erwähnte Vorgänge beginnen abzulaufen. Durch das nicht mehr funktionierende Kreuzband geht die Führung des Gelenkes verloren. Es wird instabil.

Der Patient spürt das durch eine gewisse Lockerheit, Unsicherheit bei Belastung, weil das Bein immer wieder »auslassen« kann und sich auch Einklemmungen (Blockierungen) einstellen. »Man traut sich nicht mehr richtig belasten.« Durch die fehlende Führung und Stabilität des Gelenkes wirken vermehrt Kräfte auf den Knorpel. Der bereits beim Unfall vorgeschädigte Knorpel wird weiter stark belastet. Aus diesem Grund kann bei instabilen Gelenken ein Knorpelschaden entstehen oder das Fortschreiten beschleunigt werden.

Der 28-jährige Patient M. zog sich vor vier Jahren beim Skifahren eine Verletzung des Kniegelenkes zu. Es kam dabei zu einer starken Schwellung des Kniegelenkes, massiven Schmerzen und Einschränkung der Gelenkbeweglichkeit. Im Krankenhaus am Urlaubsort wurde ein Röntgen durchgeführt, das unauffällig war. Der Arzt zog mit einer Spritze eine beträchtliche Menge Blut aus dem Knie und stellte nach Untersuchung des Gelenkes die Verdachtsdiagnose »Riss des vorderen Kreuzbandes«. Eine stationäre Aufnahme wurde Herrn M. empfohlen, eine Operation in Aussicht gestellt. Der Patient lehnte dies ab und trat drei Tage später die Heimreise an seinen Wohnort an. Im Spital wurde er noch mit einer Knieschiene versorgt. Am Wohnort wurde er bei seinem Orthopäden vorstellig, der ihn zu einer Magnetresonanzuntersuchung (MR) schickte, die den Riss des Kreuzbandes bestätigte und zusätzlich einen Riss im Innenmeniskus zeigte. Weiters fand sich auch eine Flüssigkeitsansammlung knapp unterhalb des Knorpels im Oberschenkelknochen. Die Beweglichkeit des Gelenkes war zu diesem Zeitpunkt stark eingeschränkt. Der Orthopäde empfahl eine Kreuzbandoperation nach Abschwellen des Gelenkes, da bei eingeschränkter Beweglichkeit erfahrungsgemäß eine solche Operation eine Gelenksteife nach sich ziehen könnte. Nach drei Wochen konnte der Patient sein Knie wieder normal bewegen und hatte nur hin und wieder Schmerzen. Aus diesem Grund lehnte er eine Operation ab. Herr M. hatte in weiterer Folge im Alltag nur fallweise Beschwerden, meist beim Stiegensteigen und beim Ein- und Aussteigen aus dem Auto. Sein Lieblingssport Radfahren war für ihn kein Problem, und andere Sportarten vermied er. Vor einem ¾ Jahre machten ihm dann zunehmende Schmerzen zu schaffen, es kam wieder zu Gelenkergüssen und Schwellungen. Sein Orthopäde schickte ihn neuerlich zur MR-Untersuchung. Nun zeigte sich neben den bekannten Schäden ein ausgeprägter Knorpelschaden am Oberschenkelknochen. Neben der Versorgung des Kreuzbandrisses und des Meniskusschadens war nun auch eine ausgedehnte Knorpeloperation notwendig.

Was war passiert? Nachdem Herr M. die Beweglichkeit des Kniegelenkes zurückerlangte, auch in seinem Alltag nicht eingeschränkt war und seine sportlichen Anforderungen zurückschraubte, war er von der Notwendigkeit einer Operation nicht überzeugt. Bereits im ersten MR zeigte sich jedoch eine unfallbedingte starke Druckbelastung des Knorpels, ausgedrückt durch die Flüssigkeitsansammlung im darunterliegenden Knochen. Aufgrund der weiterhin bestehenden Instabilität des Gelenkes hat sich der Knorpelschaden ausgedehnt, und es entstand ein Knorpelkrater, der letztendlich auch zu den starken Beschwerden führte.

Neben der nicht vorhandenen Stabilität können auch Achsabweichungen eines Beines zu Knorpelschäden führen. Was versteht man unter Achsabweichungen? Legt man eine Gerade durch die Mitte des Hüftkopfes und die Sprunggelenkmitte, liegt diese Linie im Normalfall in der Mitte des Kniegelenkes. Das Knie wird gleichmäßig bei jedem Schritt belastet. Beim O-Bein oder X-Bein liegt diese Linie nun außerhalb der Kniemitte. Beim O-Bein läuft diese Linie durch den inneren Bereich des Gelenkes (innere Gelenkhöcker des Oberschenkelknochens und Schienbeins sowie Innenmeniskus). In diesem Fall ist die Belastung bei jeder Bewegung nicht gleichmäßig verteilt, sondern hauptsächlich im Innenanteil. Der Knorpel des seitlichen (lateralen) Kniebereichs ist viel weniger belastet. Über die Jahre kann nun diese stärkere Belastung des Knorpels eine Schädigung verursachen. Das kann so weit gehen, dass letztendlich der Knorpel an der Innenseite vollständig aufgebraucht und abgenutzt ist, während der Knorpel an der Außenseite vollkommen unversehrt aussieht. Umgekehrt verläuft beim X-Bein die Belastungslinie an der Außenseite des Kniegelenkes, und Knorpelschäden treten dort häufiger auf. Insgesamt ist allerdings das O-Bein häufiger von Knorpelschäden betroffen als X-Beine. Führt bereits eine Achsabweichung von 7 Grad in Richtung O-Bein zu einer Belastung des Knieinnenbereichs mit 80 % des Körpergewichtes, wird beim X-Bein diese Belastung des Knieaußenbereichs erst bei einer Abweichung von 12 Grad erreicht.

Herr K. ist ein 49-jähriger, sehr sportlicher Mann. Während er in der Jugend intensiv Fußball gespielt hatte, waren zuletzt Tennis und Radfahren seine favorisierten Sportarten. Bei einem Tennisspiel mit seinem Freund kommt es zu plötzlichen stechenden Schmerzen an der Innenseite des Kniegelenkes. Die nächsten zwei Tage kann er das Bein kaum belasten. Eine von seinem Orthopäden veranlasste MR-Untersuchung zeigt einen Riss des Innenmeniskus und einen Knorpelschaden an der Innenseite des Kniegelenkes. Dem behandelnden Orthopäden fällt zusätzlich auch noch eine starke O-Beinstellung auf. Nach Einlangen aller notwendigen Röntgenbefunde zeigt sich doch schon eine Abnutzung des Innenkniebereichs. Der Orthopäde erklärt Herrn K., dass aufgrund der jahrelangen O-Beinstellung der gesamte Innenbereich des Kniegelenkes stark beansprucht wurde und eine Meniskusoperation alleine wohl langfristig nicht ausreichen wird. Herr K. erfährt, dass der Meniskus durch die »Fehlbelastung« beim O-Bein regelrecht zermahlen wurde. Der Orthopäde empfiehlt ihm die Durchführung einer Gelenkspiegelung (Arthroskopie) zur Sanierung des Meniskus und Überprüfung der Knorpelsituation und gegebenenfalls in der gleichen Operationssitzung eine Geradstellungsoperation des Beines (Technik siehe später). Herr K. willigt in die Arthroskopie ein, die Geradstellung lehnt er allerdings ab. Als sich aber 6 Monate nach der Arthroskopie zwar eine Besserung einstellt, die Schmerzen im Knieinnenbereich aber doch immer noch vorhanden sind und keine Sportartausübung mehr möglich ist, entschließt sich Herr K. doch zur Geradstellungsoperation, insbesondere auch, weil er das Schicksal seines Vaters vermeiden will, der ebenfalls an starken O-Beinen litt und ab dem 50. Lebensjahr aufgrund starker Schmerzen auch im Alltag beeinträchtigt war, bis er mit 55 dann letztendlich ein künstliches Gelenk erhalten hat. Nach anfänglich mühsamer Rehabilitation nach der Geradstellung war Herr K. nach 6 Monaten im Alltag vollkommen beschwerdefrei und konnte wieder ungestört seinem Radfahrhobby nachgehen. Tennisspielen war für ihn aber nicht mehr möglich.

Wurden der gesamte Meniskus oder große Teile davon entfernt, kann dies auch zu Knorpelschäden führen. Vor allem das Entfernen größerer Anteile des Außenmeniskus haben Knorpelschäden zur Folge. Früher, vor der Möglichkeit von Gelenkspiegelungen, wurde meist bei Schäden der gesamte Meniskus entfernt. Heute ist dies nur noch in wenigen Fällen notwendig. Meist kann der Operateur im Rahmen einer Gelenkspiegelung sparsam den gerissenen Teil entfernen und große Teile des Meniskus im Gelenk belassen. Manche Risse sind allerdings so ausgedehnt, dass trotz Gelenkspiegelung der überwiegende Teil des Meniskus herausgenommen werden muss, wenn keine direkte Naht in Frage kommt. Durch diesen Verlust geht für das Gelenk ein wichtiger Puffer gegen Belastungen und Stöße verloren. Mit der Zeit können auch hier Knorpelschäden entstehen, da der betroffene Knorpel zusätzlich Druckbelastungen abfedern muss.

Bei Frau V. (35) bestehen jahrelang Beschwerden an der Knieaußenseite. Zuletzt werden die Schmerzen unerträglich, weswegen eine MR-Untersuchung durchgeführt wird. Diese zeigt einen alten Riss des Außenmeniskus, einen sogenannten Korbhenkelriss. Es wird eine Gelenkspiegelung durchgeführt, wobei aufgrund des Risses eine Naht des Meniskus erfolgt. Da es sich aber um einen älteren Riss handelt, wird Frau V. vom operierenden Orthopäden darüber aufgeklärt, dass ein sicheres Anwachsen des Meniskus trotz Naht nicht gewährleistet werden kann. Und tatsächlich, nach 2 Monaten treten wieder die gleichen Beschwerden auf, und eine neuerliche Gelenkspiegelung zeigt, dass der Meniskusrest nicht angewachsen war. Dem Orthopäden bleibt nichts anderes übrig, als den größten Anteil des Außenmeniskus zu entfernen. Dadurch entsteht innerhalb weniger Jahre eine stärkere Arthrose des Kniegelenkes, die Frau V. trotz des jungen Alters auch im Alltag teilweise einschränkt.

Eine Knorpelerkrankung, deren Ursache bis heute weitgehend ungeklärt bleibt, ist die sogenannte »Osteochondrosis dissecans«, zu Deutsch die Knorpel-Knochen-Ablösung. Dabei kommt es zur Veränderung und zum Absterben eines Knorpelstücks und des darunterliegenden Knochens. Dieses Knorpel-Knochen-Stück wird in weiterer Folge vom umliegenden Knorpel und Knochen abgestoßen und kann als lockeres Gebilde in gleicher Position verbleiben. Es kann aber auch als sogenannte »Gelenkmaus« das »Mausbett« (muldenförmige Vertiefung) verlassen und als freier Gelenkkörper im Gelenk herumschwimmen und Schmerzen verursachen. Freie Gelenkkörper sind allemal ein Grund für eine operative Bergung aus dem Gelenk, da sie mit der Zeit große Schäden verursachen können. Solche Osteochondrosis-dissecans-Herde können wenig bis massive Schmerzen auslösen. Als Ursachen für die Entstehung dieser Knorpelerkrankung wurden mögliche kleine Blutgerinnsel in den kleinen Blutgefäßen des Knochens unterhalb des Knorpels, die die Ernährung des betroffenen Stücks verhindern, in Erwägung gezogen ebenso wie erbliche Ursachen, aber wirklich geklärt ist die Osteochondrosis dissecans nicht.

Knorpelschäden im jüngeren Alter entstehen meist nach Verletzungen, bei Kreuzbandrissen, bei Achsfehlstellungen wie O-Beinen oder bei der Knochen-Knorpelablösungs-Krankheit (Osteochondrosis dissecans).

Der 17-jährige Martin erleidet beim Fußballspielen eine Zerrung im Sprunggelenk. Vom Trainer wird er ins Spital geschickt, wo sofort ein Röntgen angefertigt wird. Dabei zeigen sich zwar keine Knochenbrüche, aber als »Zufallsbefund« wird eine Osteochondrosis dissecans des Sprungbeins festgestellt, eine Veränderung, die sicher schon länger bestanden hat und in keinem Zusammenhang mit der Zerrung steht. In einer MR-Untersuchung wird die Osteochondrosis bestätigt, sie weist aber keine Hinweise für »Aktivität« auf, d. h., der Osteochondrosis-Herd liegt ohne Reizung »still« im Mausbett. Nach Abklingen der üblichen Beschwerden nach der Zerrung ist Martin wieder beschwerdefrei, und es treten in den kommenden Jahren auch keine Beschwerden mehr auf. Vom Orthopäden wird aber empfohlen, auf andere, günstigere Sportarten als Fußball umzusteigen.

Es gibt auch immer wieder Patienten mit Knorpelschäden, bei denen die bereits angeführten Ursachen nicht in Frage kommen. Knorpelschäden können auch ohne ersichtlichen Grund entstehen. Ähnlich verhält sich auch die Arthrose, die Abnutzung des gesamten Gelenkknorpels. Falls die Arthrose nicht aus einem bekannten kleineren, umschriebenen Knorpelschaden entstanden ist, gibt es in den meisten Fällen keine eindeutige Erklärung. Bei den meisten Arthrosepati-

Knorpelschaden bei einer Gelenksspiegelung des oberen Sprunggelenkes festgestellt. Im Bereich des Schadens ist der Knorpel (weiß) deutlich eingesunken, oben der Knorpel des Schienbeines und von rechts oben kommend ein chirurgisches Tastinstrument.

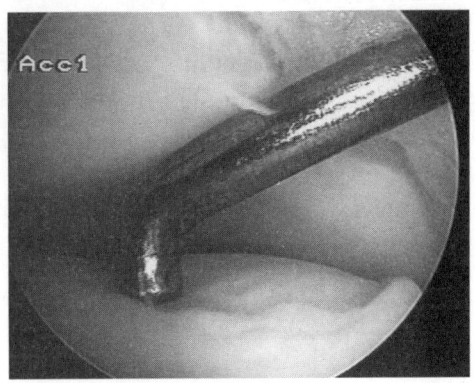

enten lassen sich keine Gründe für die Entstehung finden. Lebenslange Gelenkbelastung wird angenommen, aber auch unsportliche Menschen, die ständig einer Schreibtischarbeit nachgehen, sind davor nicht gefeit. Deswegen wird auch diskutiert, dass bei der Arthrose eine Entzündungsreaktion, ähnlich wie beim Gelenkrheuma, am Beginn steht. Aber beweisen lassen sich diese Theorien bis heute nicht.

Seltenere Ursachen für die Entstehung von Arthrosen sind das echte Gelenkrheuma (Polyarthritis, rheumatoide Arthritis), Gelenkinfektionen, Stoffwechselerkrankungen, die Einnahme bestimmter Medikamente, Knochenbrüche mit Gelenkbeteiligung und angeborene seltene Erkrankungen.

Patienten mit Polyarthritis leiden unter Schmerzen und Schwellungen mehrerer Gelenke und benötigen meist eine aufwendige Therapie. Diese Erkrankung gehört zu den sogenannten Autoimmunerkrankungen, d.h., der Körper richtet seine Abwehrzellen gegen sich selbst. In diesem Fall gegen seine eigenen Gelenke. Starke Fehlstellungen, Arthrose bis hin zur vollständigen Gelenkzerstörung können die Folge sein. Durch moderne Medikamente hat sich bei vielen Patienten das Fortschreiten der Erkrankung deutlich verlangsamen lassen. Durch Bakterien verursachte Gelenkinfektionen können zu sehr starken Knorpelschäden und Arthrose führen, da hier Stoffwechselprodukte der Entzündungsreaktion eine Erweichung des Knorpels zur Folge haben.

Medikamente können üblicherweise nur knorpelschädigend wirken, wenn sie hoch dosiert und/oder sehr lange verabreicht werden. Eine hoch dosierte, lange Cortisongabe, wie sie bei bestimmten Erkrankungen lebensnotwendig ist, kann zum Absterben von Knochenarealen mit dem darüberliegenden Knorpel führen. Bei den üblichen weit verbreiteten Medikamenten gegen Bluthochdruck, Schilddrüsenerkrankungen usw. muss man nicht mit Knorpelschäden rechnen, sie können auch bei bestehenden Knorpelschäden beruhigt weiter eingenommen werden.

Welchen Einfluss hat die Ernährung auf den Knorpel?

Findet sich im Blut zu viel Harnsäure, kann diese, wenn sie ein gewisses Maß überschreitet, in Form von Harnsäurekristallen in Gelenken ausfallen. Das heißt, die überschüssige Harnsäure lagert sich vermehrt in Gelenken ab. Diese

Kristalle führen zu akuten Entzündungen im Gelenk mit Schwellungen, Überwärmung, Rötung und starken Schmerzen. In der vermehrt produzierten Gelenkflüssigkeit können diese Kristalle nachgewiesen werden. Diese Erkrankung wird Gicht genannt und tritt sehr oft im Großzehengrundgelenk und im Kniegelenk auf, kann aber auch andere Gelenke betreffen. Bleibt diese Entzündung lange aufrecht oder tritt sie immer wieder im selben Gelenk auf, kann daraus eine Knorpelschädigung resultieren.

Verursacht werden hohe Harnsäurespiegel durch falsche Essgewohnheiten wie zu häufiges Verzehren von Fleisch (Fleisch enthält den Eiweißstoff Purin, der zu Harnsäure abgebaut wird), Diabetes mellitus (Zuckerkrankheit), Nierenerkrankungen und Chemotherapie. Ausgelöst werden kann die Gicht dann durch zu hohen Alkoholgenuss (Ess- und Trinkexzesse), Stress, aber auch durch übertriebenes Fasten. Im Gichtanfall selbst können die Harnsäurewerte im Blut normal sein, da sich die meiste Harnsäure ja in Kristallform in den Gelenken befindet. Die Gicht kann durch Änderung der Lebensumstände (Essgewohnheiten usw.) und verschiedene Medikamente erfolgreich behandelt werden.

Herr T. ist 50 Jahre alt und war zeit seines Lebens einem guten Essen nicht abgeneigt. Außerdem ist er ein geselliger Mensch, der seit seiner Lehrzeit beinahe jeden Tag in seiner Lieblingskneipe anzutreffen ist. Bier wird fast jeden Tag getrunken. Seit dem 30. Lebensjahr hat er immer wieder sehr schmerzhafte Rötungen an beiden Großzehen, die durch selbst verordnete Schmerzmittel nach wenigen Tagen wieder abklingen. Seit einigen Monaten sind aber die Beschwerden auch ohne Rötung oder Schwellung in den Großzehengrundgelenken sehr stark. Ein Abrollen mit den Füßen ist kaum möglich. Ein durchgeführtes Röntgen bestätigt dem Orthopäden seiner Verdachtsdiagnose: schwere Abnutzung beider Großzehengrundgelenke. Nach einigen Wochen erfolgloser Therapie mit Spezialeinlagen muss hier eine Operation Abhilfe schaffen.

Was war geschehen? Herr T. litt aufgrund seines Lebenswandels offenbar jahrelang an wiederkehrenden Gichtanfällen durch erhöhte Harnsäure. Die Harnsäurekristalle zerstörten über die Jahre den Knorpel der entsprechenden Gelenke, eine massive Arthrose beidseits war die unausweichliche Folge. Die direkt schädigende Wirkung der Harnsäurekristalle auf den Knorpel ist gesichert, aber der vorbeugende Einfluss der Ernährung auf die Widerstandsfähigkeit des Knorpels ist weiter umstritten.

Dieses Gebiet wird nutribiologische Medizin genannt und von der wissenschaftlichen Medizin weitgehend abgelehnt. Demnach wird folgenden Stoffen eine knorpelschützende Wirkung nachgesagt:

→ Vitamin C,
→ Vitamin B$_3$,
→ Pantothensäure,
→ Vitamin E und
→ verschiedene Knorpelprodukte tierischen Ursprungs.

Während die Knorpelprodukte noch eingehend behandelt werden, kann zu den oben genannten Vitaminen gesagt werden, dass eine ausgewogene Ernährung normale Blutspiegel dieser Vitamine gewährleistet. Die zusätzliche Einnahme von im Drogeriemarkt erhältlichen Vitaminprodukten in ausgewogener Dosierung ist sicher unbedenklich und kann empfohlen werden. Die hohen Vitamindosierungen, wie sie von einigen »orthomolekularen« Medizinern verabreicht werden, sollen hier nicht weiter kommentiert werden, gehören aber auf jeden Fall in kompetente ärztliche Hände. Eindeutige Beweise für den Schutz des Knorpels durch die hoch dosierte Einnahme von Vitaminen gibt es nicht.

Welche unterschiedlichen Knorpelschäden gibt es?

Wie bereits erwähnt, unterscheiden wir umschriebene, begrenzte Knorpelschäden von Schäden, die das gesamte Gelenk betreffen (Arthrose). Medizinisch wird das Ausmaß der Knorpelschädigung auch in vier Graden gemessen.

GRAD DER KNORPELSCHÄDIGUNG	DEFINITION
Grad 1	Eine reine Erweichung des Knorpels ohne Ausdünnung.
Grad 2	Rillen, die im erweichten Knorpel entstehen.
Grad 3	Knorpelkrater, die den darunterliegenden Knochen noch nicht erreichen.
Grad 4	Knorpelschäden, wo bereits der Knochen frei liegt bzw. auch der Knochen mitgeschädigt ist.

Wie machen sich Knorpelschäden bemerkbar?

Meist steht am Anfang der Schmerz. Üblicherweise treten sie am Beginn bei stärkerer Belastung wie etwa bei Sport oder starker Arbeit auf. In weiterer Folge können sie sich auch beim normalen Gehen oder Stehen bemerkbar machen. Knorpelschäden an der Kniescheibe verursachen Schmerzen vor allem beim starken Beugen des Gelenkes, beim Stiegensteigen oder längeren Sitzen in gebeugter Kniestellung. Bei ausgedehnten Schädigungen kann es zuletzt auch zu Schmerzen im Ruhezustand kommen. Die Schmerzen können dabei stechend, brennend, dumpf oder ziehend sein. Fortschreitende Knorpelschäden äußern sich auch durch abnehmende Belastung. Müssen vorerst beim Sport Einschränkungen in Kauf genommen werden, so kann später auch die Wegstrecke beim Gehen vermindert sein. Oft müssen auch Gehbehelfe wie Krücken oder Stöcke verwendet werden.

Zusätzlich ist bei Knorpelschäden auch das plötzliche Einsacken des Beines möglich. Das Bein »lässt aus«, und der Patient kann sich nur noch mühsam fangen. Dieses Phänomen muss nicht unbedingt mit Schmerzen einhergehen. Es entsteht durch komplizierte Reflexvorgänge im Gelenk, die der Patient selbst nicht steuern kann. Sehr oft kann es auch zu »Blockierungen« kommen. Dabei bleibt das Gelenk »stecken« und kann nach kurzer Zeit wieder bewegt werden. Oft tritt dieses Phänomen beim Vorliegen freier Gelenkkörper auf, die sich kurzfristig im Gelenk einklemmen können.

Ebenso kann es zum Auftreten von Gelenkergüssen kommen. Wird diese Flüssigkeit mit einer Spritze vom Arzt abpunktiert, zeigt sich bei alleinigen Knorpelschäden meist eine klare, gelbliche Flüssigkeit. Diese entsteht durch den gesamten Reizzustand des Gelenkes. Außerdem ist das Gelenk in den meisten Fällen auch druckempfindlich. Mit der Zeit können auch an anderen Gelenken Beschwerden auftreten. Diese sind meist durch die künstliche Schonhaltung und Schonung des betroffenen Gelenkes verursacht. Die Schmerzen sind dann durch die Mehrbelastung der anderen Gelenke hervorgerufen. Kurzfristig sind diese Schmerzen auch harmlos und verschwinden wieder, wenn das erkrankte Gelenk wieder seine Funktion zurückerlangt.

Was tun bei neu aufgetretenen Gelenkbeschwerden?

Vorweg kann beruhigt werden. Die überwiegende Zahl von Gelenkbeschwerden, vor allem das Kniegelenk betreffend, verschwinden nach einigen Tagen wieder und sind üblicherweise harmlos. Treten Beschwerden nach stärkerer körperlicher Belastung auf und ist das Gelenk dabei weder geschwollen noch stark überhitzt und kann auch im Alltag normal belastet werden, liegt meist ein Reizzustand durch die starke Belastung vor. Schonung und Salbenverbände sind als Behandlung ausreichend. Verschwinden die Schmerzen nach 1 bis 2 Wochen nicht, werden gar stärker oder treten nach

Wiederaufnahme der Belastung neuerlich auf, ist der Gang zum Arzt angezeigt. Prinzipiell sollten alle Gelenkbeschwerden, die mit Schwellung oder Überwärmung einhergehen, einem Arzt gezeigt werden. Auch Schwellungen von Gelenken, die sich nicht durch eine Phase körperlicher Anstrengung erklären lassen, sollten vorgestellt werden.

Liegt ein Unfall vor und es bestehen starke Schmerzen in einem Gelenk, sollten Sie natürlich Ihren Arzt oder eine Unfallambulanz aufsuchen. Mit einem normalen Röntgen wird vorerst ein Knochenbruch ausgeschlossen, und eine eingehende ärztliche Untersuchung kann sonstige gröbere Verletzungen an Bändern ausschließen. Liegt weder ein Knochenbruch noch der dringende Verdacht einer sonstigen Verletzung vor, genügt Schonung und auch die Einnahme von Schmerzmitteln, die auch entzündungshemmend wirken. Bei diesem Vorgehen ist ein Versäumnis nicht zu erwarten.

In den allermeisten Fällen klingen die Gelenkbeschwerden ab, und nach wenigen Wochen ist eine vollständige Belastung wieder möglich. Auch hier gilt: Nehmen die Schmerzen trotz Behandlung zu oder werden auch nicht geringer, ist ein neuerlicher Besuch beim Arzt ratsam. Falls noch nicht gemacht, ist jetzt die Durchführung eines Röntgen ratsam. Lag ein Unfall vor, sollte jetzt eine Magnetresonanzuntersuchung angeordnet werden.

Hierzu ist zu erwähnen, dass viele Patienten, die joggen waren, am darauffolgenden Tag mit Schmerzen im Kniegelenk in der Ordination erscheinen und für die Abklärung der Schmerzursache eine MR-Untersuchung verlangen. Das Knie

ist dabei äußerlich unauffällig und im Alltag voll belastungsfähig. Von einer MR-Untersuchung ist zu diesem Zeitpunkt
keine weitere Information zu erhalten, da es sich hier um eine
Kapsel-/Sehnenreizung handelt, die im MR nur bedingt er-
kennbar ist und im Übrigen wahrscheinlich beim nächsten
Kontrollbesuch zur Befundbesprechung bereits verschwun-
den ist. Die MR-Untersuchung ist im Vergleich zum normalen Röntgen eine teure Untersuchung, die nur dann sinnvoll
ist, wenn für den Arzt eine ausreichende Information zu erwarten ist, die auch eine Behandlungsstrategie zur Folge hat.
Gleiches gilt auch für Arthrosen, die bereits im Röntgen er-
kennbar sind. Dass bei einer stärkeren Abnutzung im MR
Knorpelschäden nachweisbar sind, ist logisch, und das MR
bringt hier keinen neuen Informationswert.

Was passiert bei einer orthopädischen Untersuchung?

Anhand einer Knieuntersuchung soll Ihnen gezeigt werden,
was Sie beim Orthopäden zu erwarten haben: Bereits im Stehen können Fehlstellungen und Schwellungen festgestellt
werden. Eine Untersuchung des Kniegelenkes sollte auch
immer den Ausschluss eines sogenannten Beckenschiefstan-
des beinhalten. In Rückenlage wird dann das Gelenk auf
Rötungen und Überwärmungen untersucht. Mit den Händen
kann ein eventuell vorliegender Gelenkerguss festgestellt
werden. Ebenso die Beweglichkeit der Kniescheibe. Manch-

mal werden auch Anpressschmerzen der Kniescheibe getestet. Dabei wird die Kniescheibe vom Untersucher nach unten gehalten, während der Patient seinen Oberschenkelmuskel zusammenzieht. Dabei zieht die Kniescheibe nach oben und übt einen starken Druck auf den Oberschenkelknochen aus. Dieses Manöver kann allerdings auch schmerzhaft sein, wenn keine Kniescheibenschäden vorliegen, und wird deshalb nicht von allen Orthopäden durchgeführt. In weiterer Folge wird die Beweglichkeit des Gelenkes überprüft. Auch sollte bei dieser Gelegenheit die Beweglichkeit des Hüftgelenkes getestet werden, da manchmal Knieschmerzen ausstrahlende Schmerzen der eigentlich erkrankten Hüfte sind. Am Knie werden dann die Seitenbänder und Kreuzbänder auf ihre Stabilität geprüft und auch verschiedene Meniskustests durchgeführt. Wichtig ist auch das Abtasten von Band- und Sehnenansätzen sowie von Knochenvorsprüngen, um Reizungen feststellen zu können. Wenn es erforderlich ist, wird noch eine Untersuchung der Kniekehle in Bauchlage angeschlossen.

Bei Notwendigkeit werden Sie zu weiterführenden Untersuchungen geschickt, wobei bei Knorpelschäden hauptsächlich das Röntgen, die MR-Untersuchung und die Computertomografie zu nennen sind.

Was passiert bei der Röntgenuntersuchung?

Die Röntgenuntersuchung dient zur Darstellung des Knochens und um einen Gesamtüberblick über das Gelenk zu bekommen. Röntgenstrahlen sind sogenannte »ionisierende Strahlen«. Das heißt, es handelt sich um Strahlen, die von einem Apparat (Röntgenapparat) erzeugt werden und unsichtbar und schmerzlos in den Körper eindringen. Je nachdem, in welches Gewebe des Körpers sie eindringen, werden sie unterschiedlich abgebremst. Jene Strahlen, die auf Knochen treffen, werden fast vollständig abgebremst und verlassen den Körper nicht mehr, während jene Strahlen, die auf Weichgewebe (Muskeln, Bänder usw.) treffen, beinahe vollständig den Körper verlassen. Auf der dem Röntgenapparat gegenüberliegenden Seite wird eine Platte aufgelegt, und ähnlich den herkömmlichen Fotoapparaten wird nun ein Abbild auf der Platte erzeugt. Durch die unterschiedliche Durchdringung der Gewebe lassen sich Knochen schön darstellen. Das Prinzip ist vergleichbar, wenn man hinter einem Glasfenster sitzt und zwar das Licht durch das Glas durchtritt, aber die UV-Strahlung weitgehend am Glas abprallt. Jeder weiß, dass man sich hinter Glas sitzend, auch wenn man die Sonne durchs Glas sieht, nicht bräunen kann.

Wird der Röntgenapparat abgeschaltet, verschwinden auch die Röntgenstrahlen aus dem Körper. Diese Strahlen sind also nicht vergleichbar mit radioaktiver Strahlung, da diese weiterstrahlt, solange der radioaktive Stoff anwesend ist. Aber auch durch das Abbremsen der Röntgenstrahlung wird

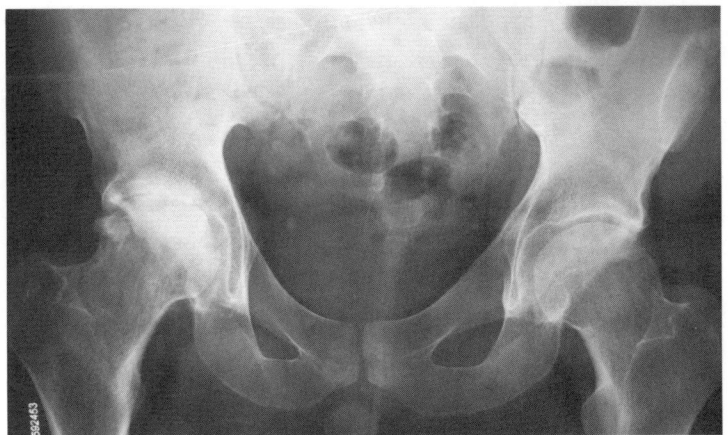

Hüftarthrose: Linke Hüfte (rechte Bildseite) weitgehend normal. Gelenkspalt zwischen Hüftkopf und Beckenknochen weit. Rechte Hüfte (linke Bildseite) mit Zeichen einer Arthrose; verschmälerter Gelenkspalt, verdichteter Knochen (weiß im Röntgenbild).

im Körper Energie frei, die prinzipiell Zellveränderungen zur Folge haben kann. Allerdings sind heutige Röntgengeräte so schonend, dass bei Untersuchungen von Gelenken in normalen Abständen keine Schäden, insbesondere Krebsentartung, zu erwarten sind. Röntgenuntersuchungen können im Stehen oder Liegen angefertigt werden und sind nicht schmerzhaft. Üblicherweise wird ein Gelenk in mindestens zwei Ebenen abgebildet, von vorne und seitlich. Zur Ausmessung der Beinachse und somit von Fehlstellungen werden Ganzbeinaufnahmen im Stehen angefertigt. Dabei muss das ganze Bein einschließlich Hüftkopf und Sprunggelenk abgebildet sein. Mit dem Röntgen können Knochenbrüche, Fehlstellungen, fort-

43

geschrittene Knorpelschäden, bedingt auch Osteochondrosis-dissecans-Herde und auch größere Knochentumoren festgestellt werden.

Was geschieht bei der Magnetresonanzuntersuchung?

In nur wenigen Ausnahmen sollte eine Magnetresonanzuntersuchung (MR-Untersuchung) ohne davor erfolgtes Röntgen durchgeführt werden. Wie bereits erwähnt, ist bei Vorliegen einer Arthrose nur ein Röntgen notwendig und die MR-Untersuchung danach nur bei speziellen Fragestellungen angezeigt. Hier kann viel Zeit von Patienten und auch Geld gespart werden. Bei unauffälligem Röntgen oder zur Bestätigung einer Verdachtsdiagnose ist der Einsatz der MR bei Gelenken durchaus gerechtfertigt und sinnvoll. Bei der MR-Untersuchung werden keine Strahlen verwendet. Das System der Magnetresonanz beruht auf der elektrischen Ausrichtung von Wasser in einem Magnetfeld. Das heißt, Gewebe mit unterschiedlichem Wassergehalt können unterschieden werden. Somit ist es möglich, Knorpel von Knochen und Bändern zu unterscheiden, Flüssigkeit darzustellen und daraus ableitend Schäden in Knorpel oder Meniskus relativ genau darzustellen. Die Untersuchung ist harmlos, man liegt nur in einer Röhre, in der ein Magnetfeld aufgebaut wird. Die Untersuchung ist allerdings bedingt durch die technische Herstellung des Magnetfeldes laut. Patienten mit Herzschrittmachern und bestimmten Metallimplantaten können sich jedoch nicht einer solchen Untersuchung unterziehen, da Herzschrittmacher sehr sensibel auf das Magnetfeld reagieren und sich bestimmte Metalle stark erwärmen können. Bei der MR-Untersuchung können auch spezielle Kontrastmittel gespritzt werden, die die unterschiedliche Durchblutung von Geweben hervorheben können.

Mit MR-Untersuchungen können Bänderrisse ebenso wie Meniskusveränderungen festgestellt werden. Knorpelschäden lassen sich meist schön darstellen, ebenso damit vergesellschaftete Flüssigkeitsansammlungen im darunterliegenden Knochen. Zwar kann mit dieser Untersuchung nach einer Knorpeloperation festgestellt werden, ob der ehemalige Knorpelkrater mit Ersatzgewebe aufgefüllt ist; ob jedoch dieses Gewebe neuer Knorpel oder doch nur eine bindegewebige Narbe ist, kann mit der konventionellen MR-Technik nicht unterschieden werden. Es gibt aber neue Verfahren und Geräte, die Knorpel von Narbe unterscheiden können, bis jetzt sind diese Geräte aus Kostengründen aber noch nicht weit verbreitet.

Wann wird eine Computertomografie bei Knorpelschäden gemacht?

Es gibt wenige Gründe, bei Knorpelschäden eine Computertomografie (CT) anfertigen zu lassen. Dieses Verfahren muss man sich so vorstellen, dass durch einen Röntgenapparat, der sich um den Körper kreisend bewegt, unzählige »Röntgenbilder« gemacht werden, die ein angeschlossener Computer in Schichtbilder oder auch eine dreidimensionale Abbildung umwandelt. Mit diesem System können Knochen sehr genau dargestellt werden. Allerdings ist hier die Strahlenbelastung nicht unbeträchtlich, weswegen die CT-Untersuchung nicht leichtfertig angeordnet werden sollte. Manchmal ist sie bei Patienten erforderlich, wenn eine MR-Untersuchung nicht möglich ist. In wenigen Fällen ist es außerdem wichtig, genau die Situation des Knochens unterhalb eines Knorpelschadens zu kennen. In Folge eines Schadens wie zum Beispiel der Osteochondrosis dissecans können schmerzhafte Zysten im Knochen entstehen. Das sind Hohlräume im Knochen, die natürlich wenig widerstandsfähig gegen Belastung sind. Liegen solche Zysten vor, kann dies auch Auswirkungen auf die Wahl der Behandlung haben. Deswegen sind diese CT-Untersuchungen meist vor Operationen angezeigt.

Kann man Knorpelschäden vorbeugen?

Die alte Ansicht, dass Sport Mord für die Gelenke sei, stimmt nicht ganz. Natürlich könnte man vermuten, dass jemand, der seine Gelenke weder beruflich noch sportlich belastet, vor jeglichen Gelenkschäden gefeit wäre. Aus unzähligen wissenschaftlichen Arbeiten wissen wir aber, dass unser Gelenkknorpel Bewegung braucht. Bewegung ist notwendig für die Ernährung des Knorpels und den Erhalt seiner elastischen Eigenschaften. Dieses Prinzip gilt auch für Knorpel, der bereits operiert wurde. Die Heilungschancen sind viel größer, wenn schon früh mit einer ärztlich verordneten, kontrollierten Bewegungstherapie begonnen wird. Außerdem gibt es natürlich auch erbliche Faktoren, die die Entstehung von Knorpelschäden begünstigen. Wie könnte es sonst sein, dass manche ehemalige Bauarbeiter zwar Rückenprobleme haben, sich aber Knorpelschäden im Knie relativ spät entwickeln, während so mancher Büroangestellter, der nur mäßig Sport betreibt, schon mit 50 ein künstliches Gelenk benötigt. Durch alleiniges Sitzen und Sportvermeiden kann somit die Entwicklung eines Knorpelschadens nicht verhindert werden.

Es gibt aber Sportarten, die sich auf den Knorpel besonders günstig auswirken, und solche, die häufiger mit Gelenkverletzungen vergesellschaftet sind. Zu den knorpelschonenden Sportarten gehören natürlich das Schwimmen, Radfahren, Bergwandern, Joggen, Nordic Walking, Langlaufen, mäßiges Fitnesstraining und die Verwendung von Cross-Trainern (Ellipsentrainer). Das gilt für diese Sportarten natürlich nur, solange sie nicht exzessiv betrieben werden.

Insgesamt sollten immer, egal bei welcher Sportart, eine ausreichende Grundlagenausdauer und ein adäquater Fitnesszustand vorhanden sein. Monatelang keinen Sport zu betreiben und dann plötzlich 100 km an einem Tag Rad zu fahren führt sicherlich zu Gelenkbeschwerden und ist auch nicht günstig für den Knorpel. Auch für das Fitnesstraining gilt, dass Beinpressen mit Gewichten, die dem Sportler die Augen aus dem Gesicht treiben, keine knorpelfördernde Wirkung haben können. Als Grundprinzip sollte man sich merken, dass Schmerzen, die während der Sportausübung auftreten, Anlass sein sollten, das Training zu reduzieren oder abzubrechen. Bleiben die Schmerzen auch nach Abbruch des Sports längere Zeit bestehen, sollte ein Arzt aufgesucht werden. Fortgeschrittene Arthroseschmerzen, die in regelmäßigen Abständen in Ruhe (während des Schlafs, beim Sitzen) oder bei bloßer Bewegung des Gelenkes (Bewegungsschmerz) ohne sportlicher Belastung auftreten, sind aber ein Zeichen, dass hier vor allem physiotherapeutisch vorgegangen werden solle; sportliche Belastungen dürfen in diesen Fällen nicht mehr empfohlen werden. Zu den Sportarten, die häufiger mit Gelenkverletzungen und somit auch Knorpelschäden verbunden sind, gehören Fußball, Skifahren, Tennis, Squash, Volleyball, Handball, Rugby bzw. American Football, beinahe alle Kontaktsportarten wie Karate, Kick-Boxen und die meisten Motorsportarten. Prinzipiell jene Sportarten, die mit hohen Geschwindigkeiten, häufigen Gegnerkontakten, hohen Sprunghöhen und plötzlichen Stoppbewegungen ausgeführt werden. Falls Sie eine oder mehrere dieser Sportarten gerne ausüben, soll Ihnen hier nicht die Freude daran genommen werden. Sie müssen nur wissen, dass mit Ihrer Sportart die Wahrscheinlichkeit höher ist, eine Gelenkverletzung mit daraus folgender Knorpelschädigung zu erleiden, als wenn Sie reiner Hobbyradfahrer wären. Aber bevor Sie überlegen, jetzt Ihren Sport aufzugeben und stattdessen nur noch auf dem Sofa vorm Fernsehgerät herumzusitzen, ist es schon Ihrer allgemeinen Fitness zuliebe wichtig, sportlich aktiv zu bleiben. Was nutzt der schönste Knorpel im Knie, wenn Sie aus Bewegungsarmut all die anderen Krankheiten wie Bluthochdruck, Zuckerkrankheit und Fettleibigkeit riskieren, die dann irgendwann in Schlaganfall oder Herzinfarkt enden.

Verminderung des Verletzungsrisikos

Um Ihre Sportarten allerdings sicherer und gelenkschonender zu gestalten, gilt es, Folgendes zu beachten: Die Verletzungsanfälligkeit ist allgemein von inneren und äußeren Faktoren abhängig. Innere Faktoren sind z.B. der Fitnesszustand des Sportlers, Vorverletzungen des betroffenen Gelenkes oder das Geschlecht des Sportlers. Während Frauen im Vergleich zu Männern in ein und derselben Sportart häufiger Risse des vorderen Kreuzbandes erleiden, sind die anderen Faktoren wissenschaftlich nicht eindeutig belegt. Natürlich scheint es logisch, dass ein gut trainierter Körper insgesamt gegen Gelenkverletzungen schützt, und wie bereits erwähnt, sollte bei Ausübung jeder Sportart auch die Grundlagenausdauer trainiert werden.

Was versteht man unter Grundlagenausdauer? Die genaue Erklärung würde den Umfang dieses Buches sprengen. Wie der Name schon sagt, handelt es sich hier um das Fundament jedes Sports. Egal ob Radfahrer, Fußball- oder Tennisspieler, Skifahrer usw. So sind Fußball und Tennis Sportarten, wo zwischen kurzen Ruhepausen immer wieder Phasen mit extremer Belastung und hohen Pulsen ablaufen. Meist ist der Sportler dabei kurzatmig, und sein Herz schlägt sehr schnell. Er befindet sich im sogenannten anaeroben Bereich. Das heißt, die Energie für die plötzlichen Phasen mit hohen

Pulsen wird von kurzfristigen Energiespeichern des Körpers bereitgestellt, die schnell aufgebraucht sind und wieder aufgefüllt werden müssen. Die Grundlagenausdauer arbeitet jedoch in einem Bereich, wo die Energiespeicher langsam aufgebraucht werden und auch in ausreichendem Maße vorhanden sind. Unsere Zucker- und Fettspeicher werden dazu herangezogen. Grundlagenausdauer kann klassisch beim Radfahren oder am Heimtrainer (Ergometer, Cross-Trainer usw.) oder beim schnellen Gehen trainiert werden. Man sollte dabei nie kurzatmig werden, und der Puls sollte ungefähr 130 Schläge nicht überschreiten. Um ganz genau zu erfahren, wo Ihr persönlicher Bereich für das sehr gesunde Grundlagenausdauertraining liegt, ist der Gang zum Sportarzt ratsam. Beim Training selbst ist dann das Tragen einer Pulsuhr zielführend.

Zu den wichtigsten äußeren Faktoren zur Vermeidung von Sportverletzungen gehören die Wahl des richtigen Schuhs, der richtigen Skibindung und auch der richtigen Sportunterlagen. Ein guter Teil von Überlastungsbeschwerden bei Sportlern hat ihre Ursache im Tragen des falschen Schuhs. Meist wird dafür das Nach-innen-Knicken des Fußes verantwortlich gemacht. Ebenso stehen hohe Stoßbelastungen nachweislich im Zusammenhang mit Knorpelschäden. Laufschuhe müssen deshalb einerseits dem Rückfuß Halt geben und andererseits durch eine innere Abstützung das Wegknicken verhindern. Eine ausreichende Dämpfung der Stoßbelastung muss möglich sein, auch darf der Vorfuß in seiner Beugebewegung nicht eingeschränkt sein. Der Sportschuh muss allgemein die Fußfunktion unterstützen und Hebelwirkungen verhindern sowie an den entsprechenden Sportbelag angepasst sein. Um für sich den richtigen Schuh zu finden, ist eine Videoanalyse, die von einigen Sportärzten und auch von kompetenten Sportschuhgeschäften angeboten werden, anzuraten. Manchmal ist auch das zusätzliche Tragen einer sogenannten Sporteinlage zweckmäßig. Sogenannte Tape-Verbände und äußere Stabilisierungshilfen (Orthesen; feste Stützverbände mit Kunststoffanteilen) haben sich bei lockeren Gelenken nach Bandverletzungen (z.B. Sprunggelenk) nachweislich bewährt und können so in weiterer Folge die Möglichkeit von Knorpelschäden verhindern.

Ist die Vermeidung von Sportverletzungen noch relativ nachvollziehbar, so ist das Verhindern einer Arthrose (Abnutzung) ungleich schwieriger. Liegt eine O-Beinstellung vor, die ja bekanntlich zu einer Arthrose führen kann, sollte man trotzdem nicht vorbeugend eine Operation durchführen, bei der das Bein gerade gestellt werden würde. Da es sich hier um keinen kleinen Eingriff handelt, überwiegt deutlich das Risiko den scheinbaren Nutzen einer möglichen Arthrosevermeidung. Ist ein O-Bein allerdings auch mit Schmerzen verbunden, sieht die Sache schon anders aus. Da es nicht vorhersehbar ist, ob jemand mit O-Beinen je Schmerzen im Kniegelenk bekommt, wird von diesen Eingriffen als Vorbeugung abgeraten. Sollten Sie nun ein junger Erwachsener mit O-Beinen sein, dessen Vorfahren auch mit dieser Fehlstellung ausgestattet waren und tatsächlich auch im höheren Alter Knieprobleme entwickelt haben, so besteht kein Grund zur Panik. Versuchen Sie, gelenkschonenden Sport zu betreiben, versuchen Sie ein normales, gesundes, aktives Leben zu führen, und ernähren Sie sich ausgewogen, um zu hohes Gewicht zu vermeiden. Ob zu hohes Körpergewicht Knorpelschäden begünstigen kann, ist umstritten, aber naheliegend; auf jeden Fall verstärkt Übergewicht die Schmerzen, wenn Knorpel- oder andere Gelenkschäden vorliegen.

Wer Knorpelschäden vermeiden will, sollte regelmäßig gelenkschonende Sportarten ausüben und sein Verletzungsrisiko verringern. Auch bei Vorliegen von Knorpelschäden ist nach Rücksprache mit dem Orthopäden Sport sinnvoll; Ruhe- und Bewegungsschmerzen bei Arthrosen sind allerdings eher eine Domäne der Heilgymnastik.

DIE BEHANDLUNG
VON KNORPELSCHÄDEN

Aus den letzten Kapiteln wissen Sie bereits, dass Knorpelschäden vermeidbar sein können. Mit der geeigneten un-
schädlichen Sportbelastung, durch Vermeiden von Verletzungen, mit der richtigen und ausgewogenen Ernährung oder
der Erhaltung einer allgemeinen Fitness können Sie schon
viel dazu beitragen. Trotzdem können viele Knorpelschäden
durch Zutun des Betroffenen nur schwer oder gar nicht vermieden werden. Erbliche Belastungen, Fehlstellungen der
Beine, nicht vermeidbare körperliche Belastungen im Beruf,
Verkehrsunfälle usw. können das Risiko, einen Knorpelschaden zu bekommen, erhöhen. Was nun tun? Obwohl Schäden
am Knorpel nur geringe Selbstheilungschancen haben und
für die Betroffenen äußerst mühsam sein können, besteht
aufgrund von hervorragenden medizinischen Therapien immer die Hoffnung, die Beschwerden zu verkleinern und ein
schmerzfreies Leben führen zu können. In den nächsten Kapiteln möchte ich Ihnen die reiche Palette an wirksamen,
seriösen Behandlungsformen näherbringen, aber auch jene
Formen darlegen und erklären, die zwar bei Knorpelschäden
angeboten werden, aber nur eine äußerst geringe Wirksamkeit haben und manchmal einfach nur von Geschäftemachern
angepriesen werden. Ich möchte Ihnen nicht das Blaue vom

Himmel versprechen, sondern einfach jene Behandlungen vorstellen, von denen Sie Linderung zu erwarten haben und diese Linderung auch wissenschaftlich abgesichert ist. Sie sollen nach Lektüre der nächsten Kapitel die Vor- und Nachteile aller besprochenen Therapien kennen.

Physiotherapie

Die Physiotherapie beinhaltet Verfahren der Heilgymnastik, der Bewegungstherapie und auch unterstützend physikalische Maßnahmen wie Massagen, Strombehandlungen, Ultraschall, Lymphdrainagen usw. Für die Durchführung dieser Therapie sind diplomierte Physiotherapeuten berechtigt. Innerhalb der Physiotherapie gibt es sehr viele Strömungen und Schulen, die teils mit ähnlichen, teils mit sehr unterschiedlichen Ansätzen an die zu therapierenden Menschen herangehen. Bei der Behandlung von Knorpelschäden kommen vor allem Techniken zum Einsatz, die einerseits schmerzlindernd sind, andererseits den Bewegungsumfang der betroffenen Gelenke verbessern.

Wenn Gelenke von den Therapeuten ohne willkürliche Beteiligung der Patienten bewegt werden, sprechen wir von passiver Bewegungstherapie. Von aktiver Bewegungstherapie sprechen wir, wenn der Patient selbst durch Muskelkraft das Gelenk bewegt.

Im Rahmen der Physiotherapie werden die bei Knorpelschäden in ihrer Bewegung eingeschränkten Gelenke von den
Therapeuten über das Bewegungslimit hinaus vorsichtig bewegt. Dazu sind in den meisten Fällen viele Sitzungen notwendig. Bei Schwellungen, wie sie bei Knorpelschäden häufig
vorkommen, kommt die sogenannte Kryotherapie (Eispa-
ckungen) zum Einsatz. Im Falle von starken Schwellungen,
die sich über das Gelenk nach unten ausbreiten, auch die
Lymphdrainage. Dabei wird die im Gewebe zurückgestaute
Flüssigkeit durch vorsichtiges Ausstreichen zentral in den
Rumpf befördert. Bei fortgeschrittenen Schäden im Sinne
von Arthrosen kommen auch Traktionsbehandlungen zur
Anwendung. Hier werden die Gelenke durch Zug des Therapeuten entspannt und versucht, den Druck des geschädigten Knorpels zu verkleinern. Des Weiteren gehört auch die
Gangschulung zum Aufgabengebiet des Physiotherapeuten.
Bei lange bestehenden Schäden des Knorpels verändert sich
das Muster des Gangbildes, was wiederum andere Überlas-
tungsprobleme zur Folge haben kann. Der Therapeut versucht hier falsche Bewegungsmuster durch normale Abläufe
zu ersetzen. Nach einer Knorpeloperation sind immer auch
Übungen zur Verbesserung der Koordination notwendig (Ba-
lancieren usw.), da diese Fähigkeit nach Gelenkoperationen
fast immer beeinträchtigt ist. Manchmal ist auch bei Knorpelschäden durch die Schonhaltung bereits die Muskulatur ge-
schwächt, weswegen auch hier physiotherapeutisch mit dem
Ziel der Muskelkräftigung gearbeitet wird. Die Muskelkräftigung reicht von einfachen Übungen gegen die Schwerkraft

bis hin zu gezieltem Kraftaufbau mit Hanteln (geschlossene Kette) oder Fitnessgeräten (offene Kette).

Physiotherapeutisches Training im Fitnessstudio wird unter dem Begriff der »Medizinischen Fitnesstherapie« zusammengefasst. Diese Konzepte erfolgen in enger Zusammenarbeit zwischen Sportorthopäden, Physiotherapeuten, Sportwissenschaftlern und Trainern. Meist werden noch Sportinternisten zur Überprüfung des allgemeinen Fitnesszustandes miteinbezogen. Diese fächerübergreifende Zusammenarbeit hat mehrere Vorteile. Durch die enge Betreuung des Patienten wird einerseits die Kommunikation zwischen den einzelnen Behandlern den Patienten betreffend gefördert, und auch der Patient hat die Möglichkeit, häufiger Antworten auf seine Fragen zu bekommen, als wenn er vom Arzt zur Therapie geschickt wird und dieser ihn dann über Wochen nicht mehr sieht. Ein anderer Vorteil ist sicher, dass der Patient auch höher motiviert ist, in einem Fitnessbetrieb zu trainieren als im stillen Kämmerchen beim Therapeuten. Und langfristig soll der Patient dem Fitnesstraining erhalten bleiben, um vorbeugend seiner Gesundheit und seinen Gelenken etwas Gutes zu tun. Bisher haben nur die privaten Krankenversicherungen den Nutzen dieser Programme erkannt, da besser motivierte Patienten, die nach einer Therapie dem Training erhalten bleiben, auch weniger anfällig für andere oder Folgeerkrankungen sind. Deswegen bleibt dieses Konzept vorerst auch noch der breiten Masse verwehrt. Allerdings werden diese modernen Therapie- und Trainingsformen in anderen Ländern wie in Japan bereits sehr erfolgreich angeboten, und die Krankenversicherungen übernehmen hier zum Beispiel bei älteren Patienten die Kosten für ein 12-wöchiges Programm. Der Bedarf, dieses Training auch meinen Patienten anbieten zu können, hat dazu geführt, dieses Konzept auch in einem Fitnessbetrieb in Wien zu starten.

Aus der Physiotherapie hat sich ein eigenes Fach entwickelt, das sich mit der Bewegungstherapie bei Erkrankungen der Hände beschäftigt, die Ergotherapie. Da es sehr oft zu schmerzhaften Knorpelabnutzungen der Fingergelenke kommen kann, ist es sinnvoll, hier ergotherapeutisch vorzugehen. Neben der Verbesserung der Beweglichkeit gehört auch die optimale Anpassung von Fingerschienen zur kurzfristigen Ruhigstellung der betroffenen Gelenke zum Aufgabengebiet dieses Sonderfaches.

Bei Betrachtung der wissenschaftlichen Untersuchungen, die zum Thema Physiotherapie und Knorpelschäden gemacht wurden, kann ich mit gutem Gewissen jedem Betroffenen eine zusätzliche Physiotherapie empfehlen, egal, ob sie im Trockenen oder als sogenannte Unterwassertherapie erfolgt. Die Erfolge sind so überzeugend, dass die Physiotherapie Bestandteil einer jeden Knorpeltherapie sein sollte.

Bewegungstherapie (Physiotherapie, Ergotherapie) sollte Bestandteil jeder Knorpelbehandlung sein.

Physikalische Therapie

Die physikalische Therapie umfasst alle Behandlungsformen wie Strombehandlungen, Ultraschall, Massagen, Wärmebehandlungen, Kältebehandlungen usw. Strombehandlungen werden mit Geräten durchgeführt, die unterschiedliche, leichte Ströme durch das betroffene Gelenk laufen lassen (z.B. Interferenzstrom, Galvanisation). Manchmal werden zusätzlich entzündungshemmende und schmerzstillende Cremes auf die Elektroden aufgebracht (z.B. Iontophorese). Ein tieferes Eindringen der Substanzen in den Körper wird dadurch erhofft. Ähnlich wie die Stromtherapien wird auch der Ultraschall eingesetzt. Dabei treten harmlose Schallwellen auch in tiefere Schichten unterhalb der Haut ein. Sowohl Strom- als auch Ultraschallbehandlungen werden folgende Wirkungen nachgesagt: Schmerzlinderung, Erhöhung der Durchblutung im Behandlungsgebiet und rascherer Abtransport von Entzündungsbestandteilen. Eine Sonderform stellen sogenannte TENS-Geräte dar. TENS steht für Transdermale Elektrische Nerven-Stimulierung. Diese Geräte arbeiten mit Niederfrequenzstrom und werden im Bereich des betroffenen Gelenkes eingesetzt. Üblicherweise wird diese Form der Stromtherapie vom Arzt verordnet, und die eher kleinen Geräte können im Fachhandel gekauft oder geliehen werden. Der Behandlung mit TENS-Geräten wird eine nachgewiesene Wirkung im Zusammenhang mit Knorpelschäden nachgesagt, und die wissenschaftlichen Untersuchungen dazu sind sehr ermutigend.

Nicht nur im Rahmen von Kuren, sondern auch in physikalischen Instituten werden häufig Wärmepackungen in unterschiedlicher Form verabreicht. Dazu gehören Fango, Mineralschlammpackungen, Moor, Heupackungen und vieles mehr. Andererseits werden auch oft Kältebehandlungen empfohlen, diese erfolgen entweder als Eismassage, Auflegen von Kältepackungen oder wesentlich seltener in Kältekammern. Bei manchen Patienten mit Knorpelschäden kommt eine der beiden Temperaturtherapien ohnehin nicht in Frage, da entweder Kälte oder Wärme eine Verschlechterung der Beschwerden verursacht. Ob Wärme oder Kälte, ist letztendlich eine Erfahrung, die der Patient selbst macht. Vom wissenschaftlichen Standpunkt betrachtet ist es allerdings so, dass gerade im Zusammenhang mit Knorpelschäden die Verwendung von Wärmepackungen keinen Nutzen gezeigt hat, während Kältepackungen und Kältemassagen sehr wohl bei genauer Untersuchung von tausenden Patienten gezeigt haben, Schmerzen nachweislich zu lindern. Da diese Therapien aber kaum Nebenwirkungen haben, spricht auch nichts dagegen, Wärmepackungen weiter einzusetzen, wenn Patienten damit besonders gute Erfahrungen haben. Bei Verwendung von Kältepackungen ist darauf zu achten, dass sie mindestens 20 Minuten am betroffenen Körperteil liegen sollten. Eine kürzere Dauer führt zu einer stärkeren Blutzufuhr in das bereits vermehrt durchblutete Gewebe und wirkt deshalb wie eine Wärmepackung. Außerdem sollte sich zwischen Haut und Eis immer ein Handtuch oder Ähnliches befinden, um Erfrierungen zu vermeiden.

In den letzten Jahren wurden zunehmend auch Magnetfeldgeräte in der Behandlung der Arthrose eingesetzt. Der Wirkmechanismus ist wenig erforscht, der Patient liegt dabei meist auf einer Matte oder in einem Gerät, das ein unspezifisches Magnetfeld aufbaut. Nachgesagt werden dieser Therapie schmerzstillende und durchblutungsfördernde Wirkungen. Allerdings hält dies einer seriösen wissenschaftlichen Überprüfung nicht stand, denn bisher gibt es keine eindeutigen Beweise, dass die Magnetfeldtherapie im Einsatz gegen die Arthrose wirksam ist. Das bedeutet aber nicht, dass diese Behandlung nicht trotzdem vereinzelt positive Effekte bei der Arthrose zu bewirken vermag. Aber bei der Anpreisung dieser Geräte sollte der Zusatz nicht fehlen, dass die Wirkung bei Arthrose eben nicht bewiesen ist. Eine Tatsache, die aber sehr oft verschwiegen wird. Zudem kommt es auch auf die Qualität der Geräte an, ob sie bei bestimmten medizinischen Indikationen wie etwa die Knochenheilung überhaupt zur Anwendung geeignet sind oder nicht.

Bei dem großen Spektrum von physikalischen Therapien für Knorpelschäden ist bisher ein eindeutiger therapeutischer Nutzen bei folgenden Therapien nachgewiesen: Kältepackungen, Eismassagen und Strombehandlungen mit TENS-Geräten. Alle anderen Therapien wie Ultraschall, Magnetfeldtherapie, Galvanisation, Frequenzstromtherapie usw. sind den Beweis noch schuldig, bei Knorpelschäden wirksam zu sein.

Akupunktur

Die Akupunktur beruht auf einer der westlichen Medizin sehr lange unzugänglichen Philosophie von den Körper durchlaufenden Meridianen, die einzelnen Organen und Krankheitsbildern zugeordnet werden können. Akupunktur wird auch bei Knorpelschäden aller Gelenke verwendet und in Österreich ausschließlich von Ärzten angeboten, die ein entsprechendes Zusatzdiplom erworben haben.

Die Akupunktur hat unter Patienten und Ärzten so viele Anhänger, wie sie auch Gegner hat, und ihre Wirkung ist wissenschaftlich gleichermaßen anerkannt wie in manchen Gebieten umstritten. Zum Thema Akupunktur und Knorpelschäden gibt es allerdings interessante Forschungsergebnisse. In eine Untersuchung wurden 1007 Patienten mit Kniearthrose eingeschlossen. Die Patienten wurden nach dem Zufallsprinzip in eine von drei Gruppen eingeteilt. In einer Gruppe erhielten sie übliche Akupunkturbehandlungen, in der zweiten Gruppe wurden die Patienten auch akupunktiert, aber nicht an den von der Traditionellen Chinesischen Medizin dafür vorgesehenen Punkten, sondern irgendwo an anderen Stellen. In der letzten Gruppe wurde keine Nadelbehandlung durchgeführt, sondern die Patienten besuchten in gleichen Zeitraum ihren Arzt zur Kontrolle. Behandlungen bzw. Arztbesuche erfolgten in allen drei Gruppen insgesamt pro Patient zehn Mal. Nach einem halben Jahr wurden alle Patienten nach ihren Beschwerden befragt. Die Patienten der Truppe mit alleinigen Arztbesuchen ohne Akupunktur waren deutlich schmerzgeplagter als die Patienten, die eine Behandlung bekamen. Allerdings fühlten sich die Patienten, die die Nadeln irgendwohin gestochen bekamen, genauso gut wie jene, bei denen die traditionelle chinesische Technik angewendet wurde. Was sehen wir anhand dieser Ergebnisse? Es war im Fall dieser Studie nicht die traditionelle chinesische Akupunkturtechnik, die den Patienten den Schmerz nahm, sondern die intensive Beschäftigung des Therapeuten mit den Patienten, die bei einer normalen Kontrolle beim Arzt ohne Therapie nicht zustande kommen konnte. Wir lernen hier sehr viel über die komplexe Arzt-Patienten-Beziehung und auch die Behandlungswirkungen, die durch intensive Beschäftigung des Therapeuten mit dem Patienten eingeleitet oder vergrößert werden können. Streng wissenschaftlich betrachtet ist auf jeden Fall der Beweis noch ausständig, dass Akupunktur bei Knorpelschäden einen Nutzen für den Patienten bringt.

Schienen und Einlagen

Eine ganz andere Behandlungsstrategie ist die Verwendung von sogenannten Orthesen (Schienen). Das sind orthopädische Hilfsmittel, die als Stützapparat außen am Gelenk getragen werden. Es gibt eine große Anzahl von verschiedenen Produkten, die bei Arthrosen eingesetzt werden. Es gibt zwar Orthesen für beinahe alle anderen Gelenke, aber hauptsächlich finden sie im Kniegelenkbereich Verwendung. Diese

Orthesen sollen dabei das Gelenk stützen, es in seiner Bewegung unterstützen und führen und teilweise auch den Lauf der Kniescheibe beim Beugen lenken. Sehr häufig wird auch die Wärme durch das Tragen dieser Produkte als angenehm empfunden, und genauso oft fühlen sich die Patienten einfach durch das enge Auftragen der Orthesen an der Haut stabiler. Sie werden auch von Sportlern benutzt, aber hier werden die Kosten von den Krankenkassen in den meisten Fällen nicht übernommen, da es sich um sogenannte »Wellness«-Verwendungen handelt. Ein dauerhafter Einsatz von Orthesen zum Beispiel bei Kniearthrosen wird von den Kassen üblicherweise teilweise bezahlt.

Ein tatsächlicher Nutzen konnte bisher nur bei jenen Produkten nachgewiesen werden, die über ein Pelottensystem ein ausgeprägtes O-Bein in ein weniger starkes O-Bein »drücken«. Das muss man sich so vorstellen: Wie Sie bereits wissen, sind O-Beine häufiger mit Knorpelabnutzungen von Kniegelenken vergesellschaftet. Bei einem jahrzehntelang vorliegenden O-Bein liegt die mechanische Belastung nicht in der Gelenkmitte, sondern ist Richtung Knieinnenseite verschoben, also dort, wo sich innere Gelenkhöcker und der Innenmeniskus finden. Dadurch wird der Knorpel in diesem Bereich über die Jahre stärker belastet und auch früher abgenutzt, während der Knorpel im äußeren Gelenkbereich noch unverbraucht ist. Durch spezielle Orthesen wird nun versucht, die Ausprägung des O-Beines zu verringern, das heißt, das Knie in Richtung X-Bein zu drängen. Bei diesem Manöver läuft die Belastungslinie nicht mehr ganz so weit von der Gelenkmitte entfernt oder wird gar an die Knieaußenseite verschoben, damit der noch gesunde, unbeeinträchtigte Knorpel stärker belastet wird als der schon abgenutzte, innenseitige Knorpel. Wenn Sie sich vorstellen, dass eine Orthese in der Oberschenkel- und Unterschenkelmitte ein Bein fest umfasst und zusätzlich mit einer Pelotte direkt in Kniegelenkhöhe von außen, also von seitlich, einen Druck ausübt, erscheint es einleuchtend, dass ein solches Konstrukt ein Bein Richtung X-Bein verschieben kann. Die Kosten sind für diese Schienen unterschiedlich hoch, allgemein muss man in Österreich je nach Produkt und Krankenkasse mit einem Patientenselbstbehalt zwischen 25,– und 600,– Euro rechnen.

Nach einem ähnlichen Prinzip funktionieren auch korrigierende Einlagen. Durch eine wenige Millimeter hohe Leiste, die sohlenseitig an der Außenseite einer Schuheinlage aufgebracht wird, wird der Fußaußenrand etwas angehoben, wodurch wiederum das Knie in eine vermehrte X-Beinstellung gezwungen wird. Für die oben genannten Orthesen mit sogenanntem valgisierenden (Richtung X-Bein führenden) Effekt und auch die Einlagen mit Außenrandleiste besteht ein nachgewiesener Nutzen bei schmerzhaften O-Beinen. Vor allem bei der Einlage handelt es sich um ein immer wieder vergessenes, aber einfaches Mittel zur Behandlung von schmerzhaften Knorpelschäden. Für eine alleinige Behandlung ist die Einlage natürlich nicht ausreichend, sollte aber bei allen schmerzhaften O-Beinen zusätzlich verordnet werden.

Schmerzhafte Knorpelschäden in Kombination mit einem O-Bein können einfach mit korrigierenden Orthesen oder Schuheinlagen mit Außenranderhöhung als Teil eines Therapiekonzeptes behandelt werden.

Tablettenbehandlungen

Da Knorpelschäden mit zunehmender Ausprägung auch vorderrangig zu teils heftigen Schmerzen führen können, sind vor allem Schmerztabletten häufig eingesetzte Medikamente. Aber auch andere Medikamente in Tablettenform werden sehr oft verschrieben, wobei deren Wirkungen teilweise wenig erforscht sind. Außerdem gibt gerade das Gebiet der Tablettenbehandlung von Knorpelschäden ein breites Feld für Pseudotherapie und sonstige Wundermittel ab. Mit dem Abschluss dieses Kapitels sollten Sie darüber informiert sein, welche Wirkungen und auch Nebenwirkungen einzelne Medikamente haben und wo die Grenze zu sinnlosen »Wunderheilmitteln« liegt.

Nicht steroidale Antirheumatika (NSAR)

Zu dieser Gruppe gehören die am häufigsten verschriebenen Tabletten in der Behandlung von schmerzhaften Knorpelschäden. Hierzu zählen die üblichen Schmerzmittel wie Voltaren, Seractil, Parkemed, Diclobene oder Indobene, um

nur einige zu nennen. Diese Mittel wirken einerseits schmerzstillend, andererseits aber auch entzündungshemmend. Das
kommt vor allem bei der Behandlung von Arthrosen sehr ge-
legen, da hier fast ausschließlich auch Begleitreizungen und
somit Entzündungen im Gelenkbereich vorliegen.

Die Wirkung der einzelnen NSAR ist unterschiedlich
schnell und anhaltend. Aufgrund der weiten Verbreitung
dieser Medikamente sind ihre Wirkungen und Nebenwirkungen sehr gut erforscht. In Österreich sind mit wenigen
Ausnahmen alle NSAR rezeptpflichtig. Im Gegensatz dazu
gehen zum Beispiel in den Vereinigten Staaten die meisten Schmerzmittel ohne Rezept über den Ladentisch eines
Supermarktes. Es gibt somit keine Verschreibpflicht, und die
Einnahme erfolgt oft unkontrolliert nach eigenem Ermessen.
Dazu muss man aber auch wissen, dass diese Medikamente
nicht unerhebliche Nebenwirkungen haben. Immer beden-
ken sollte man, dass pro Jahr im Schnitt jeder fünfzigste Patient, der NSAR länger einnimmt, schwerwiegende Komplikationen im Magen-Darm-Trakt erleidet. Schwerwiegende
Komplikationen bedeuten hier vor allem Magenblutungen.
Es wird auch angenommen, dass einer von 8000 Langzeit-
patienten an diesen Komplikationen verstirbt. Durch die
schrankenlose, unkontrollierte Einnahme dieser Medikamente in den USA wird dort die Zahl der schweren Komplikationen auf bis zu 600000 geschätzt. In Deutschland nimmt
man an, dass ungefähr 2000 Patienten tödliche Komplikationen in Verbindung mit der Langzeiteinnahme von NSAR erleiden. Diese Zahlen machen natürlich nachdenklich. Eine

unkontrollierte Einnahme dieser Medikamente sollte auf jeden Fall vermieden werden. Es ist zu fordern, dass diese Medikamente weiterhin rezeptpflichtig bleiben und die betroffenen Patienten somit auch nicht der ärztlichen Kontrolle entgehen. Diese Zahlen sollen aber auch nicht Panik verbreiten. Wenn Sie ab und zu bei Bedarf Medikamente dieser Gruppe einnehmen, sind Komplikationen nicht zu erwarten. Wenn Sie wegen Ihres Knorpelschadens aber NSAR über längere Zeit regelmäßig einnehmen müssen, sind einige Dinge zu beachten.

Bei Langzeiteinnahme eines dieser Medikamente muss immer auch zusätzlich ein Magenschutz eingenommen werden. Aber Magenschutz ist nicht gleich Magenschutz. Es gibt unterschiedliche Präparate mit verschiedenen Wirkmechanismen. Die Zahl der Magenblutungen zu reduzieren ist bei sogenannten Protonenpumpenhemmern (PPI) nachgewiesen. Viele andere Magenschutzpräparate nehmen zwar den Magenschmerz, aber nicht die Wahrscheinlichkeit, eine Blutung zu erleiden. Deswegen fragen Sie am besten Ihren Arzt nach Protonenpumpenhemmern, wenn Sie über längere Zeit NSAR einnehmen müssen.

Die folgende Tabelle stellt Risikofaktoren vor, die mit einer höheren Blutungswahrscheinlichkeit verbunden sind.

FAKTOREN, DIE EIN MAGENBLUTUNGSRISIKO ERHÖHEN

→ Alter über 60 Jahre

→ Magen- oder Darmgeschwür in den letzten 5 Jahren

→ Infektion mit Helicobacter pylori

→ Kombination von mehreren NSAR (z. B. auch ASS-Produkte)

→ Langzeitgabe von NSAR

→ Langzeitgabe von Kortison

→ Notwendige medikamentöse Blutgerinnungshemmung

→ Begleitende andere schwere Erkrankungen

→ Stress

→ Chronischer Alkoholmissbrauch

Viele dieser Risikofaktoren wie das Alter oder andere zusätzliche schwere Erkrankungen sind natürlich nicht oder kaum beeinflussbar. Eine Infektion mit Helicobacter-Bakterien ist weit verbreitet und mit einem erhöhten Magengeschwürrisiko verbunden. Eine Infektion lässt sich leicht feststellen und auch relativ unkompliziert behandeln. Wenn Sie schon über längere Zeit Magenbeschwerden haben und nun auch eine NSAR-Behandlung wegen eines Knorpelschadens notwendig ist, ist es auf jeden Fall sinnvoll, dies Ihrem Arzt zu erzählen. Auf diese Weise kann ein Risikofaktor für eine Magenblutung beseitigt werden. Unbedingt zu vermeiden ist auch die unkontrollierte Einnahme von mehreren Schmerzmitteln. Das passiert leider manchmal bei älteren Patienten oder auch, wenn mehrere Ärzte oder Spitäler einen Patienten behandeln und so unbeabsichtigt ein NSAR zusätzlich verschrieben wird. Nicht zu unterschätzen ist auch die Kombination von NSAR mit sogenannten ASS-Produkten. Das sind jene Tabletten, die Patienten verordnet bekommen, um das Blut zu verdünnen (z.B. nach Gefäßoperationen, Herzinfarkt, Schlaganfällen usw.). Diese Medikamente wirken vom Prinzip wie NSAR, und so wird auch ihre »magenschädigende« Wirkung verstärkt. Auch die Verschreibung und Kontrolle solcher Medikamentenkombinationen gehören unbedingt in ärztliche Hände. Neben den Magen-Darm-Nebenwirkungen sind auch nierenschädigende Effekte bei NSAR gefürchtet. Einerseits können NSAR in seltenen Fällen ein akutes Nierenversagen verursachen, andererseits kann eine bereits vorbestehende Nierenschädigung verschlechtert werden. Diese Nebenwirkungen treten zwar weniger häufig auf als Magenblutungen, sie werden aber unterschätzt, und die Dunkelziffer vor allem älterer Patienten, die durch die Einnahme von NSAR ein Nierenversagen erleiden, ist höher als allgemein erwartet. Auch hier gilt, dass das Risiko einer komplizierten Nebenwirkung minimiert werden kann, wenn die Verabreichung des Medikaments unter Kontrolle eines Arztes erfolgt.

Wie kommt es nun zu diesen nicht ungefährlichen Nebenwirkungen vor allem im Bereich des Magen-Darm-Traktes? Von herkömmlichen NSAR werden Vorgänge im Körper auf Molekülebene verändert; so werden zum Beispiel verschiedene Entzündungsvorgänge gehemmt, aber auch die Herstellung von Stoffen, die sonst die Magen- und Darmschleimhäute schützen. Auf diese Weise kommt es nicht nur zu nützlichen, sondern auch zu unerwünschten Wirkungen.

Deshalb wurden in den letzten Jahren NSAR entwickelt, die gezielt Schmerzen hemmen und Entzündungen verringern, ohne jedoch die Schutzwirkung für die Schleimhäute zu beeinflussen (selektive COX-2-Hemmer). Diese neue Generation von NSAR wurde enthusiastisch gefeiert, da eine Schmerztherapie ohne Magennebenwirkungen möglich schien. Die neuen Präparate wurden auch in groß angelegten Studien mit tausenden Patienten getestet, aber gerade in einer solchen Studie musste ein erhöhtes Auftreten von Herznebenwirkungen bei einem der Präparate festgestellt werden. Die Folge war, dass der herstellende Pharmakonzern dieses Präparat vollständig vom Markt nahm. Es sind zwar noch andere Präparate der neuen NSAR am Markt, die auch Nebenwirkungen des Herz-Kreislauf-Systems in verringertem Ausmaß aufwiesen, aber die große Anfangseuphorie ist verflogen. Sachlich muss man dazu festhalten, dass der Vorteil der neuen NSAR im Gegensatz zu herkömmlichen NSAR sicherlich darin liegt, weniger häufig zu Magenkomplikationen zu führen. Auf der anderen Seite mehren sich die Hinweise, dass diese neue Generation aber vermehrt andere schwerwiegende Komplikationen verursacht als die alten NSAR. Nüchtern betrachtet heißt das: Da in den meisten Fällen von Knorpelschäden eine begleitende Therapie mit Schmerzmitteln notwendig ist, sollten individuell durch den Arzt das richtige (herkömmliche) NSAR ausgesucht und verschrieben, die möglichen Nebenwirkungen gegen die erwünschten Wirkungen abgewogen und stets bei

Vorliegen eines Risikofaktors ein Magenschutz mit Protonen-
pumpenhemmer dazugegeben werden.

Wissenswert ist auch, dass bei fünfzehn von hundert Patienten NSAR überhaupt keine Wirkung haben (sogenannte The-
rapieversager). Sehr oft werden NSAR auch in Zäpfchenform
oder über die Vene gegeben, um die Magennebenwirkungen
zu verringern. Diese Verabreichungsformen vermindern zwar
die Magenschmerzen, aber die Rate von Magenblutungen ist
leider genauso hoch wie bei der Einnahme von NSAR-Tab-
letten.

Paracetamol

Paracetamol ist auch ein Schmerzmittel, das in den USA häufig bei Knorpelschäden verwendet wird. In den deutschsprachigen Ländern werden Paracetamolpräparate (z. B. Mexalen)
weniger oft eingesetzt, da sie keine entzündungshemmende
Wirkung haben. Paracetamol hat somit keinen Einfluss auf
die begleitenden Reizzustände im geschädigten Gelenk. Sein
Vorteil liegt in den fehlenden Nebenwirkungen auf die Ma-
genschleimhaut, allerdings sind unerwünschte

Wirkungen auf Nieren und Leber nicht selten. Bei Patienten, die auf keinen Fall NSAR einnehmen können, stellt Paracetamol eine gute schmerzstillende Alternative dar.

Tramadol

Präparate mit diesem Wirkstoff werden bei Schmerzen eingesetzt, die mit NSAR oder Paracetamol nicht zu beherrschen
sind. Es handelt sich dabei um stärkere Schmerzmittel, die

zu Schwindel und Übelkeit führen können. Die alleinige Einnahme von Tramadol wird grundsätzlich nicht empfohlen. Sinnvoll ist die Kombination aus Basistherapie mit NSAR oder Paracetamol und zusätzlich einem Tramadolpräparat in Tabletten- oder Tropfenform.

Eine sinnvolle Schmerz- und Entzündungsbekämpfung von Knorpelschäden erfolgt mit sogenannten NSAR. Keinesfalls sollte bei Langzeiteinnahme und/oder Vorliegen von mindestens einem Risikofaktor auf einen Magenschutz mit Protonenpumpenhemmern verzichtet werden. Eine Alternative zur alleinigen Schmerzbehandlung stellt Paracetamol dar. Bei nicht beherrschbaren Schmerzen können auch stärkere Mittel wie Tramadol eingesetzt werden. Bei allen diesen Präparaten sollten die möglichen Nebenwirkungen nicht außer Acht gelassen werden.

Chondroitinsulfat

Medikamente dieser Präparatgruppe beinhalten Wirkstoffe, die auch im gesunden Knorpel natürlich vorkommen. Chondroitinsulfat ist Bestandteil des Gelenkknorpels. Diese Medikamente wurden ursprünglich mit dem Hintergedanken eingeführt, geschädigten Knorpel mit Hilfe dieser Bestandteile wieder aufbauen zu können. Diese sogenannten »Knorpelaufbautabletten« sind aber in den letzten Jahren auch sehr umstritten gewesen. Die Frage ist nun, ob Tabletten, die

Chondroitinsulfat beinhalten, wirken oder nicht. Oft diskutiert wurde auch, ob der Wirkstoff überhaupt über die Ma-
gen- und Darmschleimhaut ins Blut aufgenommen wird. Die
Aufnahme ist dabei von der Größe der Chondroitinsulfat-
Moleküle abhängig. Je größer diese Konstrukte sind, desto geringer ist die Körperaufnahme. Da es derzeit viele Präparate
gibt, die Chondroitinsulfat unterschiedlichen Ursprungs beinhalten, ist bei der Auswahl auch diese Tatsache zu berück-
sichtigen. Bei dem in Österreich am häufigsten verwendeten
Präparat Condrosulf wird eine durchschnittliche Aufnahme
von etwa 10 % des Wirkstoffes angenommen. Wissenschaftliche Untersuchungen haben gezeigt, dass bei anderen Präparaten, die aus Haifischknorpel gewonnen werden, nur weniger als 3 % vom Körper aufgenommen werden.

Bis heute konnte trotz Aufnahme von Chondroitinsulfat
ins Blut nicht nachgewiesen werden, dass dieser Wirkstoff
auch geschädigten Knorpel wieder aufbaut. Es wird aber ver-
mutet, dass Chondroitinsulfat indirekt über Gelenkzellen insgesamt entzündungshemmend wirkt. Es gibt gegensätzliche
wissenschaftliche Untersuchungen, ob diese entzündungs-
hemmenden Effekte auch wirklich ausreichend sind, um die
Situation von Patienten zu verbessern. In einer sehr guten
Studie aus dem Jahr 2006 konnte kein wirklicher Vorteil von
Chondroitinsulfat-haltigen Medikamenten im Vergleich zur
Einnahme sogenannter Placebotabletten (reine Zuckertabletten ohne jeglichen Wirkstoff) festgestellt werden. Die Wirkung muss bis zum heutigen Tag als maximal mild eingestuft
werden. Diese Tatsache erklärt auch, warum diese Tabletten

in Österreich nicht mehr von den Kassen bezahlt werden. In Deutschland sind Präparate wie Condrosulf nie zugelassen worden, in den USA wandern sie rezeptfrei über die Ladentische, im Übrigen auch teilweise im osteuropäischen Ausland.

Trotz der ernüchternden Ergebnisse sind viele Patienten von der Wirkung dieser Medikamente überzeugt. Vom seriösen ärztlichen Standpunkt aus betrachtet, kann ich Patienten nur darauf aufmerksam machen, dass es nur vereinzelte Hinweise gibt, dass diese Medikamente mehr und besser wirken als Placebotabletten. Nur tauchen wir hier auch in das Phänomen der sogenannten »Bahnung des Placeboeffektes« ein. Was soll das bedeuten? Von unzähligen Untersuchungen wissen wir, dass nicht wenige Patienten (bis zu 60 %), die im Rahmen von Studien nur wirkstofffreie Placebotabletten einnehmen, auch eine Verringerung ihrer Schmerzen oder auch eine andere Wirkung erleben, ohne dass dies natürlich naturwissenschaftlich nachvollziehbar wäre. Wir wissen auch, dass bei anderen Studien Patienten sogar Nebenwirkungen durch diese Zuckertabletten bekamen und jeder Zehnte die Studie abbrechen musste, weil die Nebenwirkungen so stark waren (!). Und diese Patienten bekamen, man kann es gar nicht oft genug erwähnen, normale Zuckertabletten, in denen sich mit Sicherheit kein Wirkstoff befand, der diese Nebenwirkungen erklären würde. Was lernen wir daraus? Dass es manchmal in der Medizin genügt, etwas zu unternehmen, aber es nicht wichtig ist, was unternommen wird. Diese Tatsache kann ich meinen Patienten nicht vorenthalten. Noch dazu bei manchen Therapien, die viel Geld kosten, wenn eine billige Zuckertablette die gleiche Wirkung haben kann. Nur: Wirkt diese Placebotablette auch, wenn wir wissen, dass es sich um eine wirkungslose Tablette handelt? Oder wirkt diese Tablette nur, wenn wir, so wie bei Studien üblich, nicht wissen, ob wir eine echte Tablette oder nur die Placebotablette einnehmen? Diese Studien sind nämlich nur dann seriös, wenn weder Patient noch Arzt wissen, ob die wirksame oder die Zuckerform eingenommen wird.

Zusammenfassend kann man zu den Chondroitinsulfat-Tabletten anmerken, dass die möglichen Nebenwirkungen gering und vernachlässigbar sind.

Deshalb können diese Tabletten, vorausgesetzt der Patient weiß über die umstrittene Wirkung Bescheid, bedingt empfohlen werden. Noch dazu, wenn wir an die nicht unerheblichen Nebenwirkungen und Komplikationen von herkömmlichen Schmerzmitteln denken.

Medikamente, die Chondroitinsulfat beinhalten, bauen nach derzeitigem Wissensstand keinen Knorpel wieder auf. Auch eine entzündungshemmende Wirkung ist umstritten. Aufgrund der de facto nicht vorhandenen Nebenwirkungen können diese Medikamente aber bei Patienten, die gute Erfahrungen damit gemacht haben und eventuell andere Mittel nicht vertragen, bedingt empfohlen werden.

Glucosamin

Ähnlich wie bei Chondroitinsulfat handelt es sich bei Glucosamin um eine natürlich im Knorpel vorkommende Substanz. Sie kommt auch in Meeresfrüchten wie Krabben, Muscheln und Shrimps vor. Aus diesen Tieren wird Glucosamin auch gewonnen. Sein Einsatz ist in den USA weit verbreitet, in Europa hingegen im Vergleich zu Chondroitinsulfat weniger. Ähnlich sind allerdings auch die Wirkungen, die Glucosamin nachgesagt werden. Schmerzstillend und entzündungshemmend soll es sein und gar auch Knorpel wiederaufbauen. Bei nüchterner Betrachtung zeigt sich aber, dass die schmerzstillende Wirkung nur gering höher ist als bei wirkungslosen Placebotabletten, und einen stichhaltigen Nachweis für einen erfolgten Knorpelaufbau gibt es bis heute nicht. Glucosamin wird vor allem in Amerika gemeinsam mit Chondroitinsulfat verkauft, aber leider konnte auch für diese Kombinationspräparate keine eindeutige Wirksamkeit nachgewiesen werden.

Diacerin

Diacerin ist ein Pflanzenprodukt, das aus Aloe, einem Liliengewächs, hergestellt wird. Seine Wirkungen sind bis heute nicht gänzlich geklärt, aber stichhaltig scheint eine Entzündungshemmung und auch eine Hemmung von knorpelabbauenden Stoffen zu sein. Dadurch kann ein Reizzustand im betroffenen Gelenk verringert werden. Einerseits kommt es dadurch zu einer Schmerzlinderung, andererseits kann durch die Entzündungshemmung ein weiteres Fortschreiten der Knorpelzerstörung verzögert werden. Einziger Nachteil die-

ses Präparats sind die unangenehmen, aber meist ungefährlichen Nebenwirkungen. Aloe ist eigentlich eine abführende
Pflanze. Deswegen kommt es bei Einnahme von Diacerin
sehr häufig zu Durchfällen, die bis zu einem Monat dauern
können. Außerdem verfärbt sich durch Abbau der Pflanzen-
stoffe der Harn orange bis rot. Manchmal wird auch ein Juck-
reiz beschrieben.

Für wen diese Nebenwirkungen kein großes Problem darstellen, der kann auf ein sehr potentes Knorpelmedikament
zurückgreifen. Diacerin (z.B. Verboril) verbessert Schmerz
und Entzündung bei Knorpelschäden ähnlich gut wie übliche Schmerzmittel (NSAR). Dabei sind seine Nebenwirkungen zwar unangenehm, aber weniger gefährlich als bei NSAR
(Magenblutung, Nierenschäden usw.). Diacerin wird 3 bis
4 Monate eingenommen, seine Wirkung geht danach bis zu
3 Monate weiter. Auch bei Diacerin gilt, dass es bis jetzt den
Nachweis für eine den Knorpel aufbauenden Wirkung schuldig geblieben ist. Zum jetzigen Zeitpunkt werden die Kosten
für diacerinhaltige Präparate von den Kassen in Österreich
nicht übernommen.

Diacerin ist ein aus Aloe hergestellter Entzündungshem-
mer, der nachweislich den Reizzustand eines geschädigten
Gelenkes verringern kann. Seine Nebenwirkungen sind unangenehm (vor allem Durchfälle), aber meist harmlos.

Sonstige Präparate bei Knorpelschäden

Knorpelschäden gehören zu den zahlenmäßig häufigsten Erkrankungen mit Millionen Betroffenen alleine in Europa. Diese Zahlen machen auch verständlich, warum es für diese Schäden so viele unterschiedliche Heilprodukte gibt. Das liegt einerseits daran, dass die Pharmaindustrie großes Interesse hat, hier neue Produkte mit großen Absatzmöglichkeiten auf den Markt zu bringen, wobei bei diesen Präparaten fast immer wissenschaftliche Studien durchgeführt werden, die dann natürlich unterschiedlich interpretiert werden. Andererseits öffnet die große Patientenzahl auch alle Schranken und Hemmungen für alle möglichen und unmöglichen Heiler und Heilversprecher. Deshalb werden neben annähernd seriösen Produkten auch immer wieder Präparate angeboten, die im Grenzbereich zwischen Bioprodukt und Zaubermittel liegen.

In den Vereinigten Staaten liefert sich eine nicht kleine Zahl von marktschreierischen Ärzten und Heilern ein Gefecht um jeden Kunden. Dabei werden halbwegs wirksame und auch äußerst unwirksame Mittel angepriesen und verkauft. Dafür werden auch immer wissenschaftliche Untersuchungen zitiert, die aber meist schlecht durchgeführt und von geringer Qualität sind. Patienten allerdings können naturgemäß nicht oder nur schwer zwischen schlechter und stichhaltiger Wissenschaft unterscheiden. Auf diese Weise wird dann das Blaue vom Himmel versprochen, damit die Kassen weiter klingeln. Mir ist bewusst, dass die Mehrzahl der Patienten gewillt ist, Geld auszugeben, wenn ihnen dadurch eine Linderung der Beschwerden sicher ist. Aber Produkte anzubieten, deren umstrittene Wirkung den verkaufenden Behandlern bekannt sein müsste, und diesen Umstand den Patienten zu verschweigen, halte ich für keinen seriösen Therapieweg. Patienten haben das Recht, über Vor- und Nachteile einer Behandlungsform aufgeklärt zu werden. Gemeinsam kann dann immer noch die Entscheidung getroffen werden, auch eine nach wissenschaftlichen Kriterien weniger anerkannte Therapie einzuschlagen. Aber eben nur dann, wenn auch der Patient informiert wurde, dass hier ein alternativmedizinischer Weg gegangen wird.

Diese Problematik stellt keine besondere Herausforderung für die Arzt-Patienten-Beziehung dar, da in den meisten Fällen natürlich der Patient die Empfehlung seines Arztes befolgt. Diese Empfehlung deckt sich dann manchmal mit der persönlichen Überzeugung des Arztes und weniger mit der wissenschaftlichen Studienlage. Da sich die medizinische Therapie nicht nur auf harte Fakten stützt, sondern auch von der Erfahrung des Einzelnen abhängt, besteht hier ein großer Raum für freie Empfehlungen. Allerdings gibt es in den letzten Jahren eine eindeutige Strömung in der Medizin, Therapien nach bereits erfolgter Überprüfung der Wirksamkeit und des Sinns anzuwenden. Vorreiter waren hier vor allem Notfallmediziner und Herzspezialisten, deren Behandlungsstrategien streng auf Studien beruhen, die die besten Behandlungen herauskristallisiert haben. Denn wer möchte im Falle eines Herzinfarktes lange mit Medikamenten herumexperimentieren? Jeder Betroffene erwartet natürlich, die wirksamste und beste Behandlung so schnell wie möglich zu bekommen. Niemand möchte bei einem Herzinfarkt,

wo es manchmal um Sekunden geht, ein Medikament verabreicht bekommen, das vielleicht oder vielleicht doch nicht
wirkt. Im Falle eines Knorpelschadens besteht nicht die zeitliche Eile, aber vermehrt der Wunsch, auch hier Therapien
nach der erwiesenermaßen besten Methode durchzuführen.
Das lässt wiederum weniger Spielraum, seine eigene Erfahrung einfließen zu lassen, was die Medizin insgesamt mitun-
ter sehr unmenschlich erscheinen lässt, und dadurch wird auf
der anderen Seite die Nachfrage nach alternativen Heilmit-
teln größer. Eine gemeinsame Entscheidung von Patient und
Arzt, Alternativ- bzw. Komplementärmedizin zu verwenden,
ist deswegen nicht verwerflich. Abzulehnen ist aber, nicht auf
ihre Wirksamkeit überprüfte Therapien als wirksam anzu-
preisen. Nur weil eine Therapie neu ist, heißt das nicht, dass
sie auch innovativ und gut ist. Viele werden unter dem PR-
Gag »neu und wirksam« empfohlen, ohne zu prüfen, ob sie
das Versprochene auch wirklich halten.

Diese marktschreierische Medizin ist in den USA verstärkt vertreten, trotzdem werden auch hier in Europa viele
Pseudotherapien angepriesen und verkauft. So findet man
nicht selten bei Knorpelschäden Präparate zum Schmieren
und Einnehmen, die Murmeltierfett oder Elchgeweihpulver
enthalten. Teilweise wird auch suggeriert, dass Fette, die im
Bereich von Gelenken auf die Haut aufgetragen werden, die
Gelenkschmiere ersetzen können. Diese Fette dringen vielleicht in die tieferen Hautschichten ein, aber sicher nicht ins
Gelenk selbst, außerdem wären diese Fette dort vollkommen
nutzlos, da die Synovia, wie die Gelenkflüssigkeit genannt

wird, vollkommen anders aufgebaut ist. In diesen Fällen wird einfach mit den Begriffen Gelenkschmiere/Schmierfett gearbeitet und mit der naiven Vorstellung, die Schmiere könne in Form von Fett von außen zugeführt werden, Geld gemacht.

Aber es gibt auch seriösere Bioprodukte, die bei Knorpelschäden Anwendung finden. Dazu zählen unterschiedliche Vitaminprodukte (z.B. Vitamin E), reine Gelatine, Ginger, Bor, Weidenrindenextrakte, verschiedene Extrakte aus Haifischknorpel oder Muscheln, Cetyl-Myristoleate, unterschiedliche Pflanzenextrakte in Teeform und auch Schwefellieferanten wie S-Adenosylmethionin (SAM) und Methylsulfonylmethan (MSM). Allen diesen Präparaten ist gemeinsam, dass ihre Wirkung bis zum heutigen Tag nicht nachgewiesen wurde. Es könnte darunter durchaus ein Mittel sein, das sehr wohl Schmerzen lindert, Entzündungen hemmt oder die Knorpelzerstörung verlangsamt, aber Beweise gibt es dafür sehr wenige oder keine.

Für Extrakte aus der wilden Hagebutte (Rosa canina Subspezies lito) gab es zuletzt wissenschaftliche Hinweise auf ihre entzündungshemmende Wirkung. Die Wirkstoffe finden sich dabei vor allem im Kern der Hagebutte. Um eine Wirkung zu erzielen, sind hohe Gaben des Stoffes notwendig, die durch die Einnahme von Hagebuttentees oder -marmeladen nicht erreicht werden.

Neben den oben genannten Naturprodukten mit noch fehlendem oder spärlichem Wirksamkeitsnachweis gibt es ein interessantes Präparat aus sogenannten »unverseifbaren Avocadound Sojaölen«, dem hier ein eigener Abschnitt gewidmet ist.

Unverseifbare Avocado-/Sojaöle

Es gibt mit Ausnahme von Diacerin nur die Extrakte von unverseifbaren Avocado- und Sojaölen (engl. Avocado/soyabean unsaponifiables, kurz ASU), die aus der Gruppe der Pflanzenheilmittel einen überzeugenden positiven Effekt bei Knorpelschäden haben. In einer großen Analyse der sogenannten Cochrane Library wurden alle Studien, die sich je mit der Wirkung von Pflanzenmitteln auf Knorpelschäden beschäftigten, durchforstet. Für keines der untersuchten Mittel lagen überzeugende Studien vor. Nur Avocado/Soja konnten in drei qualitativ hochwertigen Arbeiten im Vergleich zu einem Scheinmedikament (Placebo) die Einnahme von Schmerzmitteln deutlich reduzieren. Was sind nun diese unverseifbaren Avocado- und Sojaöle? Es handelt sich um die öligen Anteile von einem Drittel Avocado und zwei Drittel Sojabohnen, die durch spezielle chemische Verfahren unverseifbar gemacht werden, das heißt, diese Ölauszüge können nicht verhärten. Seifen sind ja nichts anderes als chemisch veränderte Fette, weswegen mit ihnen auch das Abwaschen und Entfernen von Fetten und Ölen so gut funktioniert.

In Laboruntersuchungen haben diese sogenannten ASU gezeigt, dass sie den Anteil von Knorpelbestandteilen erhöhen und schädliche Entzündungsvorgänge verringern könnten. In einer Tierstudie konnte sogar der Arthroseprozess verlangsamt werden. Die eine Studie ist aber noch nicht allgemein aussagekräftig. Allerdings war in drei Studien mit Patiententeilnahme der Effekt verblüffend. Es zeigte sich nämlich eine deutliche Schmerzlinderung sowie eine verzögerte Wirkung, die im Schnitt zwei Monate nach Einnahmebeginn einsetzte, dafür aber auch zwei Monate länger anhielt. In keiner der Studien konnte im Vergleich zu einem Scheinmedikament eine höhere Wirkungsrate festgestellt werden. ASU-haltige Medikamente sind in den USA sowie in Frankreich und Spanien erhältlich. Ich empfehle unverseifbare Avocado-/Sojaöle allen meinen Patienten, obwohl ich eher einen schulmedizinischen Ansatz habe. Aber gerade die überzeugenden Daten aus Untersuchungen über dieses Präparat lassen mich nicht daran zweifeln, dass hier, im Gegensatz zu anderen viel häufiger verbreiteten Präparaten, eine wirksame Alternative vorliegt, die keine Nebenwirkungen befürchten lässt. Aufgrund der Sicherheit und Wirksamkeit biete ich dieses Präparat mittlerweile auch für meine Patienten an, da bisher im deutschsprachigen Raum keine Möglichkeit bestand, unverseifbare Avocado-/Sojaöle zu beziehen.

Die Palette von alternativen Knorpelmitteln pflanzlichen oder tierischen Ursprungs reicht von vernünftigen bis vollkommen sinnlosen Substanzen. Für alle gilt allerdings, dass ihre Wirksamkeit bisher noch nicht bewiesen werden konnte. Einzige Ausnahme stellen die unverseifbaren Avocado- und Sojaöle dar. Es gibt genug Studien, die deren Schmerzverringerung bei Patienten mit Knorpelschäden nachgewiesen haben.

Spritzenbehandlungen

Intraartikuläre Infiltrationen oder Injektionen sind Verabreichungen von Wirksubstanzen direkt in ein Gelenk. Der Vorteil dieser Behandlungen ist, dass die Stoffe in hoher Konzentration an den Ort des Knorpelschadens kommen und die Belastung für den restlichen Körper dadurch geringer ist. Spritzen direkt in ein Gelenk müssen unter besonders sauberen Verhältnissen durchgeführt werden. Üblicherweise werden sie von Fachärzten für Orthopädie in Spitälern oder Ordinationen verabreicht. Im Rahmen von Hausbesuchen sind Injektionen in ein Gelenk aus hygienischen Gründen eher zu vermeiden. Vor einer Injektion wird die Stelle des Einstichs mit einem Desinfektionsmittel exakt gereinigt, die Injektion selbst ist unterschiedlich schmerzhaft, sehr oft vom Patienten gar nicht zu spüren. Dieser Umstand hängt nicht ausschließlich von der Stechkunst des Arztes ab, sondern auch von kleinen Nerven, die sich unmittelbar unterhalb der Haut befinden. Diese Nerven sind von außen nicht zu erkennen; trifft man mit der Nadelspitze genau einen dieser besonders sensiblen Punkte, verspürt der Patient dabei mehr als bei sonstigen Injektionen.

Cortisonspritzen

Cortison ist ein altbekanntes Mittel mit stark entzündungshemmender Wirkung. Es wird in Infusionen, als Tabletten und auch als Salbe für sehr viele entzündliche Erkrankungen eingesetzt. Im Gelenkbereich ist sein Einsatzgebiet vor allem der akute

Reizzustand im Rahmen eines Knorpelschadens. Cortison wird dabei mit einem lokalen Betäubungsmittel verabreicht. Dadurch kommt es sofort zu einer Schmerzlinderung. Die Verringerung des Reizzustandes durch das Cortison führt dann zu einer länger dauernden Verbesserung des Gelenkzustandes. Das klingt nach dem idealen Mittel bei Knorpelschäden. Der Haken beim Cortison sind seine starken Nebenwirkungen. Die Substanz hat massiven Einfluss auf mehrere Organsysteme im Körper. Es erhöht Blutdruck (rotes Gesicht), Blutzuckerspiegel, Wassereinlagerungen in die Gewebe (Mondgesicht), kann den Augendruck erhöhen, hat einen negativen Einfluss auf das Infektionsrisiko, kann zu Blutbildänderungen führen, fördert den Knochenschwund und kann die Wundheilung verzögern. Aus diesem Grund sollten Cortisonspritzen nicht als Dauertherapie angewendet werden. Klassisches Einsatzgebiet sind deshalb, wie bereits erwähnt, akute Reizzustände eines geschädigten Gelenkes. In Folge sollten nicht mehr als drei bis höchstens fünf Injektionen verabreicht werden. Danach ist auf jeden Fall eine Pause einzulegen. Die lindernde Wirkung hält im Schnitt drei Wochen an. Diese rasche, aber nur mittelfristig anhaltende Wirkung ist auch durch unzählige Untersuchungen hinreichend bewiesen. Cortisonspritzen werden üblicherweise von den Krankenkassen bezahlt.

Interleukinantagonisten

Zu dieser Gruppe gehören Medikamente in Injektionsform, die vor einigen Jahren auf den Markt gekommen sind. Dabei wird dem betroffenen Patienten Blut abgenommen und in speziellen Behältern entweder an ein Labor oder gleich in der Ordination weiterverarbeitet. In den Behältern befinden sich oberflächenbehandelte Kügelchen, die die körpereigenen Blutzellen nun anregen, entzündungshemmende Stoffe (Interleukin-1-Rezeptorantagonist; IL-1 RA) zu produzieren. Sechs bis acht Spritzen mit diesem Stoff können so hergestellt werden, die dann in weiterer Folge in das betroffene, geschädigte Gelenk gespritzt werden. Dabei sollen sie im Gelenk einen jener Stoffe, die für Entzündung und Reizzustand verantwortlich sind (Interleukin-1; IL-1), hemmen. Dieses Vorgehen klingt spannend und überzeugend. Allerdings ist für diese Hemmung ein 100- bis 2000-fach höherer Anteil von IL-1 RA im Vergleich zum Entzündungsboten IL-1 erforderlich. Es gibt zwar Untersuchungen im Labor und auch Studien mit Patienten, leider liegen aber auch für diese Methode keine überzeugenden Daten vor. Obwohl bisher keine schwerwiegenden Nebenwirkungen beobachtet wurden, sind die langfristigen Auswirkungen des Entzündungshemmers IL-1 RA bei Verabreichung in ein Gelenk nicht gänzlich geklärt.

Diese Methode wurde von einem deutschen Orthopäden aus den USA nach Europa gebracht. Mittlerweile wird von ihm ein privatwirtschaftlich orientiertes Zentrum betrieben. Es wurden von seiner Gruppe zwar die Behandlungen genau dokumentiert und beobachtet, aber aussagekräftige Vergleiche zu anderen Therapien oder Injektionen mit einem Scheinmedikament wurden meines Wissens nicht durchgeführt. Diese Behandlung wird deshalb auch nicht von den Kassen bezahlt.

Hyaluronsäurepräparate

Hyaluronsäure ist ein natürlicher Bestandteil des Knorpels. Viele Firmen bieten diese Hyaluronsäure in Spritzenform für die Gelenkinjektion an. Hergestellt wird die Hyaluronsäure entweder aus Hahnenkamm, der reich an dieser Substanz ist, oder gentechnisch im Labor. Je nach Herstellungsprozess ist der Spritzeninhalt sehr stark oder weniger stark dickflüssig. Welche Wirkungen werden ihr nun nachgesagt? Bei weniger dickflüssigen Präparaten (geringes Molekulargewicht) wird angenommen, dass bis zu ¾ der Substanz nach Injektion aus der Gelenkflüssigkeit durch die Zellgrenzen hindurch in das Innere von Gelenkzellen einwandern. So sollen diese Substanzen eine Verbesserung des Stoffwechsels von Knorpelzellen, eine Verringerung des Reizzustandes und durch Anregung der Zellen ihrerseits eine vermehrte Herstellung dickflüssiger Gelenkflüssigkeit anregen. Die im Gelenk verbliebene Hyaluronsäure erhöht die Schmierfunktion der Gelenkflüssigkeit. Bei stark dickflüssigen Präparaten gehen allerdings nur $1/5$ der Hyaluronsäure in die Zellen, dafür soll durch die Dickflüssigkeit die Schmierfunktion noch stärker ausgeprägt sein. Durch die Beeinflussung der Zellen kann es nach Injektionen auch kurzfristig zu verstärkten Reizzuständen kommen, die in der überwiegenden Zahl harmlos sind und schnell wieder abklingen.

In Österreich erhältliche Präparate sind unter anderem Hyalgan, Synocrom, Artzal, Synvisc, Orthovisc usw. Diese Spritzen wurden lange von den Kassen bezahlt, aber vor einigen Jahren von dieser kassenfreien Liste gestrichen. Deshalb sind diese Produkte auch in Verruf geraten, die Verschreibung hat deutlich abgenommen, die Patienten und auch Ärzte waren verunsichert, ob diese Spritzen tatsächlich wirksam sind. Dazu muss auch gesagt werden, dass Hyaluronsäurepräparate doch um einiges teurer sind als einfache Cortisonspritzen. Was war geschehen? Noch im Jahre 2004 gab es eine große zusammenfassende Studie, die gezeigt hat, dass Hyaluronsäurespritzen deutlich wirksam im Einsatz bei Knorpelschäden sind. Ein Jahr danach wurde eine andere zusammenfassende Studie, eine sogenannte Metaanalyse, von einer österreichischen Arbeitsgruppe veröffentlicht, die nach Analyse anderer und auch derselben Studien, die in der im Jahr zuvor verwendeten Metaanalyse miteinbezogen wurden, zu einem gegenteiligen Ergebnis gekommen ist. Aufgrund dieser Studie wurde dann die Kostenübernahme von den Krankenkassen zurückgezogen. Dazu ist freilich zu sagen, dass diese sicherlich höchst qualitätsvoll geplante und durchgeführte Studie, die immerhin doppelt so viele Patienten wie die Studie von 2004 umfasste, teilweise vom Hauptverband der Sozialversicherungsträger (der Dachgesellschaft der Krankenkassen) finanziert wurde und drei der sechs Autoren selbst aus dem Hauptverband kommen. Ohne jemandem eine böse Absicht unterstellen zu wollen, blieb in der Hitze des Gefechtes nach Veröffentlichung doch ein übler Nachgeschmack. Gegner der Hyaluronsäure haben immer beklagt, dass die Studien, die eine gute Wirkung gezeigt haben, von der Pharmaindustrie mitfinanziert wurden. Den Krankenkassen wurde nun vorgeworfen, dass sie die ihnen sehr angenehme Studie als Vorwand genommen haben, um sich von der Finanzierung eines weit verbreiteten und sehr teuren Medikaments zu befreien. Von der Hyaluronsäure überzeugte Patienten zahlen sich ihre Spritzenkur nun aus der eigenen Tasche. Die Frage ist aber, ob Hyaluronsäure nun wirklich wirkt oder nicht. Als weitgehend von äußeren Einflüssen unabhängige Instanz hat sich auch die englische Cochran-Datensammlung mit dem Thema Hyaluronsäure und Knorpelschäden beschäftigt. In der bisher größten zusammenfassenden Studie, die 2006 veröffentlicht wurde, stand die Hyaluronsäure plötzlich wieder besser da. In Bezug auf Schmerz, Beweglichkeit und auch Patientenzufriedenheit waren die Hyaluronsäurepräparate deutlich besser als die verglichenen Spritzen mit Scheinsubstanzen. Im Vergleich zu Cortisonspritzen hatte die Hyaluronsäure zwar mehr Reizzustände im Gelenk unmittelbar nach der Injektion zur Folge, aber es konnten wesentlich geringere Nebenwirkungen, die den Gesamtkörper betreffen (wie Blutdruck- oder Blutzuckerentgleisungen), beobachtet werden. Außerdem hielt bei der Hyaluronsäurespritze die Wirkung bis zu drei Monate nach der Injektion an, während bei der Cortisonspritze diese Wirkungen nur höchstens drei Wochen nachzuweisen waren.

Wenn man die einzelnen Untersuchungen nach Umfang und Qualität beurteilt, muss man derzeit davon ausgehen, dass Spritzen, die Hyaluronsäure beinhalten, im Einsatz bei Knorpelschäden wirksam sind. Ich empfehle deshalb allen dafür in Frage kommenden Patienten eine Hyaluronsäurekur. Je nach Untersuchungen und je nach Präparat werden übli-

Cortisoninfiltrationen haben eine sehr gute Wirkung, aber auch starke Nebenwirkungen sind bekannt, weshalb diese Spritzen bei akuten Schmerzen und Reizzuständen im Rahmen von Knorpelschäden kurzfristig zum Einsatz kommen können (keine Dauertherapie).

Hyaluronsäurehaltige Spritzen wirken teils auf die Zellen, teils auch als dickflüssige Gelenkschmiere. Ihre positive Wirkung auf Schmerz und Beweglichkeit ist nachgewiesen. Bei diesen Spritzenkuren, die üblicherweise drei bis fünf Injektionen beinhalten, kommt es selten zu Nebenwirkungen. Ein Wiederaufbau des Knorpels konnte bisher weder bei Cortison noch bei der Hyaluronsäure nachgewiesen werden.

cherweise zwischen drei und fünf Injektionen im Wochenabstand empfohlen. Eine Kur kostet derzeit den Patienten etwa 130,- Euro und aufwärts zuzüglich der Kosten, die der Arzt für die Verabreichung verrechnet.

Die Überlegenheit eines bestimmten Firmenprodukts gegenüber anderen kann bis heute aber nicht schlüssig behauptet werden. Auf jeden Fall sollten Sie sich, wenn möglich, als Patient nicht davon abhalten zu lassen, eine Hyaluronsäuretherapie durchführen zu lassen. Aus medizinischen Gründen ist der Einsatz aufgrund der gut dokumentierten positiven Wirkungen und der geringen Nebenwirkungen im Vergleich zu Cortison oder herkömmlichen Schmerzmitteln sicherlich gerechtfertigt. Wünschenswert wäre eine Wiederübernahme der Finanzierung durch die Krankenkassen und auch eine Preisreduktion der herstellenden Pharmafirmen, nicht zuletzt zum Wohle der Patienten.

OPERATIONEN BEI KNORPELSCHÄDEN

Jeder Patient ist bestrebt, eine Operation so weit wie möglich hinauszuzögern oder zu vermeiden. Es gibt aber bei Knorpelschäden Situationen, wo ein weiteres Verzögern nicht sinnvoll ist. Prinzipiell ist natürlich klar, dass Operationen bei Knorpelschäden im Gegensatz von z.B. Herzoperationen keine lebensnotwendigen Eingriffe sind. Aber wir müssen uns bewusst sein, dass sie die Lebensqualität eindringlich verbessern können.

Deshalb sind Operationen bei Knorpelschäden dann gerechtfertigt, wenn entweder eine unangenehme Schmerzsituation verbessert oder ein Fortschreiten der Knorpelzerstörung mit hoher Wahrscheinlichkeit verhindert werden kann. Wenn also die zu erwartenden Vorteile die möglichen Nachteile einer Operation überwiegen. In den meisten Fällen erfolgt vor einer Operation eine ausgiebige konventionelle, nicht operative Behandlung mit den unterschiedlichsten in den letzten Kapiteln erwähnten Methoden. Wenn auf diese Weise die Beschwerden deutlich verringert werden können, wird man vor allem bei Arthrosen eher von einer Operation Abstand nehmen. Aber bestehen weiterhin lästige Schmerzen, greift man heute viel früher zum Messer. Vor einiger Zeit wurden die Patienten noch so lange wie möglich ohne Operation behandelt, auch wenn die Schmerzen die Lebensqualität einschränkten, um somit Zeit zu gewinnen und die Operation nach hinten »hinauszuschieben«. Heute hat sich die Situation deutlich geändert. Gerade bei der Arthrose haben sich die Ergebnisse mit künstlichen Gelenken derart gebessert, dass es nur noch wenige Gründe gibt, weiterhin unter den Schmerzen zu leiden.

Aber trotz aller guten Ergebnisse bleiben Operationen eine Behandlungsform, die auch mit Komplikationen verbunden sein kann. Man kann nicht oft genug darauf hinweisen, dass die überwiegende Mehrzahl von Operationen zur vollen Zufriedenheit der Patienten verläuft. Aber Komplikationen kommen vor und sind für die Betroffenen natürlich eine sehr unangenehme Sache. Meist hat man in der Öffentlichkeit den Eindruck, dass es wesentlich mehr Patienten mit Komplikationen nach Operationen gibt. Das liegt daran, dass zufriedene Patienten wieder ein normales Leben führen und kaum noch in der Öffentlichkeit darüber sprechen, während Personen nach Komplikationen ständig daran erinnert werden und auch in der Öffentlichkeit mehr darüber sprechen. Als nicht Beteiligter, und manchmal auch für den betroffenen Patienten selbst, ist es dann schwierig zu unterscheiden, ob in diesem Fall eine vermeidbare Komplikation oder ein Fehlverhalten des Operateurs vorliegt. Deshalb ist es auch wichtig und gesetzlich gefordert, dass Patienten vor der Operation über mögliche Komplikationen aufgeklärt werden. Das mag für einige Patienten entmutigend sein, am Tag vor der Operation zu erfahren, was alles passieren kann. Aber man muss sich eben nur vergegenwärtigen, dass Komplikationen im Vergleich zu gut verlaufenden Eingriffen selten vorkommen. Mit der zunehmenden Zahl von gerichtlichen Patientenklagen gegen Ärzte wird die Notwendigkeit einer ausführlichen Aufklärung mit abschließender Unterschrift immer größer. Falls der Operateur diese Aufklärung nicht nachweisen kann, hat der Patient der Operation faktisch nicht zugestimmt, und der Arzt begeht somit rein rechtlich Körperverletzung. Dieses Risiko kann heute kein Arzt eingehen, weswegen die ausführlichen Aufklärungen in Zukunft zum medizinischen Alltag gehören werden, auch wenn manche Patienten gar nicht hören wollen, was alles passieren kann.

Wichtig für die richtige Auswahl des Operationsverfahrens ist die Unterscheidung in umschriebene und großflächige Knorpelschäden. Neben der Größe des Schadens stellt auch das Alter des Patienten ein wichtiges Auswahlkriterium dar. Bevor aber die einzelnen Knorpeloperationen erörtert werden, möchte ich noch auf die wichtigsten anderen Operationen vor allem am Kniegelenk eingehen.

Meniskusoperationen

Im Knie finden wir, wie bereits erwähnt, zwei Menisci, einen inneren und einen äußeren. Meist ist es der innere Meniskus, der reißen kann. Heute werden diese Risse fast ausschließlich arthroskopisch, das heißt im Rahmen einer Gelenkspiegelung, behandelt. Diese Gelenkspiegelungen sind normale

Operationen, bei denen auch eine Narkose oder ein Kreuzstich (ganz selten auch in lokaler Betäubung) notwendig sind.
Der Unterschied zu sonstigen Operationen besteht darin,
dass nicht großflächig eröffnet werden muss, sondern nur wenige kleine Schnitte gemacht werden müssen. Bei herkömmlichen Meniskusarthroskopien sind nur zwei kleine Schnitte
erforderlich. Durch ein Loch wird eine sterile Optik in das
Gelenk eingeführt, die das Bild aus dem Gelenk auf einen
Bildschirm im Operationssaal leitet. Über das zweite Loch
können verschiedene chirurgische Instrumente ins Gelenk
eingeführt werden. Damit kann der Operateur unter Sicht
über den Bildschirm seine Operation durchführen. In den
meisten Fällen wird das gerissene Meniskusstück sorgfältig
herausgeschnitten. Bei jungen Patienten und bei nicht lange
zurückliegenden Rissen kann ein Meniskus auch genäht werden. Das hat den Vorteil, den gesamten Meniskus erhalten zu
können, vorausgesetzt, der gerissene Meniskus wächst wieder
zusammen. Leider kann es auch vorkommen, dass genähte
Stellen am Meniskus erneut aufreißen. In diesen Fällen muss
dann nochmals operiert und dabei der kaputte Anteil entfernt werden. Da bekannt ist, dass die Entfernung größerer
Meniskusanteile zu Knorpelschäden führen kann, ist man besonders bei jüngeren Patienten bemüht, den gesamten Meniskus mittels Naht zu erhalten.

Für eine Arthroskopie mit Meniskusoperation muss man
höchstens mit wenigen Tagen stationärem Aufenthalt im Spital rechnen, manchmal sind unkomplizierte Gelenkspiegelungen auch ambulant ohne Übernachtung im Spital möglich. Im

Falle einer Meniskusnaht ist eine aufwendige Nachbehandlung mit mindestens sechs Wochen Krückengehen, Tragen einer Knieschiene und engmaschiger Physiotherapie erforderlich, bei Entfernung des gerissenen Meniskusanteils ist rasch die volle Belastungsfähigkeit möglich.

Bänderoperationen

Am Kniegelenk kennt man die beiden Kreuzbänder und die zwei Seitenbänder. Am häufigsten führen davon Verletzungen des vorderen Kreuzbandes zu Operationen. Die Kreuzbänder sind im Zentrum des Gelenkes und verbinden Oberschenkelknochen und Schienbein. Ihre Aufgabe besteht darin, das Gelenk in seiner Bewegung zu führen und es auch zu stabilisieren, das heißt, es straff zu machen.

Gerissene Kreuzbänder, die zu einer bemerkbaren Lockerheit des Kniegelenkes führen, sollten operiert werden. Dabei muss das Kreuzband ersetzt werden. Wie kann man sich das vorstellen? Die Reste des gerissenen Kreuzbandes müssen im Rahmen einer Arthroskopie entfernt werden. Danach wird mittels zusätzlichen Hautschnitts ein Kreuzbandersatz gewonnen. Das sind üblicherweise unterschiedliche Sehnen in Kniegelenknähe. Es müssen dann wenige Millimeter dicke Kanäle an exakt bestimmten Stellen des Oberschenkelknochens und des Schienbeins unter arthroskopischer Sicht gebohrt werden. In der Zwischenzeit werden die gewonnenen Sehnen gereinigt und in die richtige Form vernäht. Dieses

»neue« Band wird dann durch diese Bohrkanäle in das Knie eingezogen und mit verschiedenen Fixiersystemen am Knochen befestigt. Je nach Festigkeit der Sehne und ihrer Fixierungsart ist eine Vollbelastung ohne Krücken nach wenigen Tagen bis Wochen erlaubt, eine intensive Physiotherapie ist zu empfehlen, dabei kann auch schon früh mit einem Training am Ergometer (Heimfahrrad) und auch kontrolliertem Krafttraining begonnen werden. Mit Kontakt- und Mannschaftssportarten oder auch Skifahren sollte aber doch mindestens sechs Monate gewartet werden.

Es gibt natürlich, wenn auch seltener, Operationen für das hintere Kreuzband, auch für die Seitenbänder oder auch andere Erkrankungen des Gelenkes wie Gelenkinnenhautentzündungen, schmerzhafte Bindegewebszüge usw. In den nächsten Kapiteln werden Sie aber ausführlich über Operationen bei Knorpelschäden informiert.

Operationen bei umschriebenen Knorpelschäden

In den ersten Kapiteln wurde auf diese Form von Schäden am Knorpel eingegangen. Von umschriebenen Knorpelschäden sprechen wir, wenn der Gelenkknorpel an einer wenige Quadratzentimeter großen Stelle krank oder zerstört ist, aber der sonstige Knorpel im selben Gelenk bei Betrachtung unauffällig ist. Diese Form von Schäden betrifft vor allem junge Personen nach Unfällen, Kreuzbandrissen, Fehlstellungen

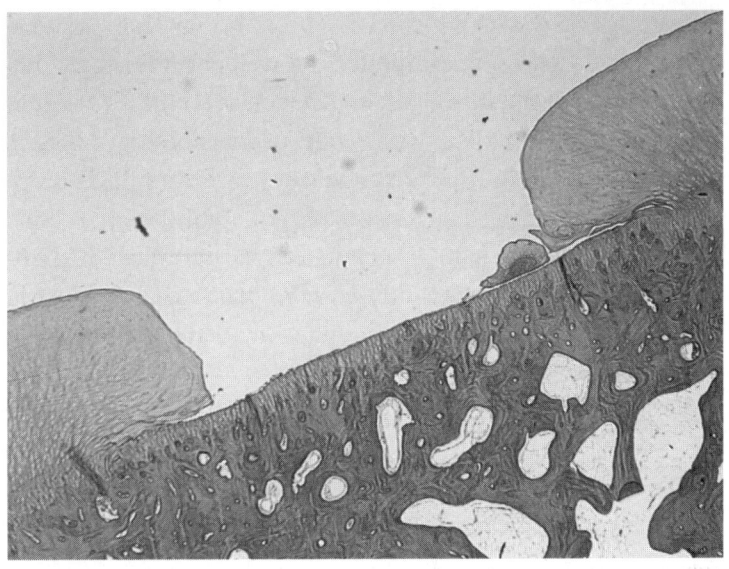

12 Monate alter Knorpelkrater ohne Eröffnung des Knochens,
keine Heilung, Krater unverändert ohne Narbenbildung.

des Beines, wie O-Bein, und Patienten mit der sogenannten
Knochen-Knorpel-Ablösungskrankheit (Osteochondrosis dissecans). Der größte Anteil des Gelenkknorpels ist dabei nicht
geschädigt.

Sehr wichtig für alle Operationen bei umschriebenen
Knorpelschäden ist, dass zeitgleich auch Beinfehlstellun-
gen und Bänderrisse mitbehandelt werden, um Risikofaktoren für das neuerliche Entstehen eines Knorpelproblems
auszuschalten. Sie wissen auch bereits aus den ersten Kapiteln, dass Knorpelschäden von Natur aus wenig bis keine

Selbstheilungschancen haben. Liegt ein reiner Knorpelschaden ohne krankhafte Veränderung des darunterliegenden Knochens vor, bleibt meist der Knorpelkrater über längere Zeit bestehen, ohne dass es zu einer Narbenbildung kommt. Diese Knorpelkrater führen unweigerlich zu großflächigeren Abnutzungen. Liegt ein Knorpelschaden vor, bei dem auch der Knochen unterhalb geschädigt ist, besteht die Möglichkeit, dass durch den durchbluteten Knochen (Knorpel ist ja nicht durchblutet) auch Knochenmarkszellen (darunter auch Stammzellen) in den Knorpelkrater einwandern können und sich so zumindest eine Narbe ausbilden kann. Diese ist aber meist wenig belastungsfähig.

Dieses Prinzip der Eröffnung des Knochens machen sich mehrere Operationstechniken zugute.

Umschriebene Knorpelschäden sind wenige Quadratzentimeter große Bereiche geschädigten Knorpels, die von normalem Gelenkknorpel umgeben sind. Liegt ein Knorpelkrater ohne Eröffnung des darunterliegenden Knochens vor, bleibt dieser Krater meist unverändert ohne Heilungstendenz. Können aber bei einem Knorpelschaden durch Eröffnung des Knochens Stammzellen einwandern, entsteht zumindest eine Narbe. Diesen Umstand machen sich einige Operationsmethoden zunutze.

Mikrofrakturierung oder »Stößeltechnik«

Das Prinzip dieser Technik ist die Eröffnung des unter dem Knorpelschaden liegenden Knochens mit speziellen chirurgischen Stößeln. Diese Operation wird normalerweise im Rahmen einer Arthroskopie (Gelenkspiegelung) durchgeführt. Dabei wird der Knorpelschaden betrachtet und bei günstigen Voraussetzungen der geschädigte Knorpel entfernt, bis am Rand des Schadens ein stabiler, gesunder Knorpel steht. Danach wird das Stößelinstrument, das an einem Ende etwas gewinkelt ist und spitz zusammenläuft, ins Gelenk eingebracht und die Spitze auf dem freiliegenden Knochen aufgesetzt. Vorsichtig wird mit einem Hammer die Stößelspitze wenige Millimeter (2 bis 4 mm) in den Knochen eingeschlagen, sodass ein etwa zwei Millimeter breites Loch entsteht. Je nach Ausdehnung des Schadens werden mehrere Löcher im Abstand von ca. drei Millimeter hergestellt. Unmittelbar nach Setzen der Löcher kann man das Eindringen von Blut über die Löcher in den Knorpelschaden beobachten. Würde man noch länger zuwarten, könnte man letztendlich einen richtigen Blutschwamm, der den gesamten Knorpelkrater ausfüllt, sehen. Die Hautwunden werden danach vernäht, ein das Wundsekret abführender Schlauch wird bei dieser Methode nicht verwendet, da die Gefahr zu groß wäre, den Blutschwamm wieder abzusaugen. In diesem Blut befinden sich nun Stammzellen, die sich gemeinsam mit anderen Blut- und Gelenkzellen langsam in eine Narbe umwandeln. Dieser Prozess geht aber nicht von heute auf morgen, sondern über mehrere Wochen oder gar Monate. Deshalb ist es bei

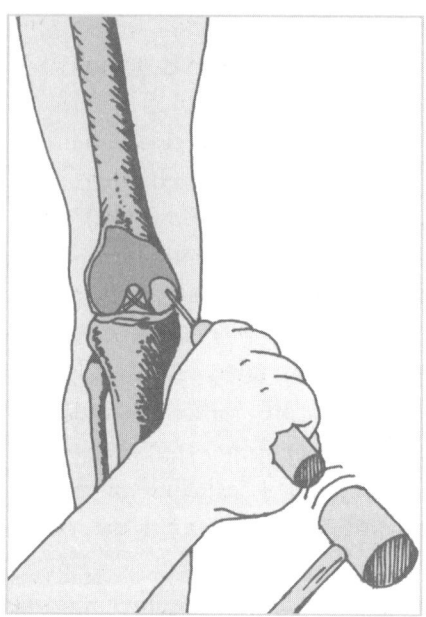

*Mit speziellen chirurgischen
Stößeln wird der unter dem
Knorpelschaden liegende
Knochen geöffnet.*

dieser Operationsmethode sehr wichtig, die Belastung und
Bewegung des Gelenkes streng nach ärztlicher Anordnung
durchzuführen. Wird diese Narbe zu früh belastet, bricht sie
weg, und der Knorpelkrater liegt wieder ungeschützt da. Daher muss der Patient die ersten Wochen (meist sechs bis acht)
mit Krücken gehen. Besonders wichtig für den Erfolg dieser
Methode ist auch, so früh wie möglich mit einer Bewegungsschiene zu behandeln. Bei diesem Gerät wird das Bein auf
eine Schiene gelegt, und nach Einstellung der Bewegungsge-
schwindigkeit und des Bewegungsausmaßes wird das Kniegelenk ohne Zutun des Patienten automatisch bewegt. Gerade

bei dieser Operationsmethode sollte die Bewegungsschiene mindestens acht Stunden täglich verwendet werden. Warum ist das so wichtig?

Sie wissen bereits, dass Knorpel keine Blutgefäße hat und somit indirekt über den Knochen und die Gelenkflüssigkeit ernährt wird. Außerdem ist Knorpel ein Gewebe, dessen Aufgabe es ist, Druck und Belastung zu widerstehen. Die bei der Stößeltechnik hergestellte Narbe darf zwar nicht zu viel Druck und Belastung abbekommen, aber eine leichte Bewegung, bei der die Narbe mit wenig Druck sanft über den gegenüberliegenden Knorpel läuft, ist für die Qualität und Widerstandsfähigkeit sowie auch die Ernährung der Narbe von größter Bedeutung. Diese Bewegungsschienen gibt es für viele Gelenke, Haupteinsatzgebiet ist aber das Kniegelenk.

Begleitend ist nach der Operation auch hier eine intensive Physiotherapie unumgänglich. Einen Tag nach der Operation steht der Patient üblicherweise schon mit Krücken auf, der Spitalsaufenthalt beträgt wenige Tage. Physiotherapeutisch wird anfangs vor allem versucht, die Muskelkraft trotz der Minderbelastung zu erhalten, später sind Unterwassertherapie, Ergometerfahrrad, Koordinationsübungen und überwachtes Krafttraining angezeigt.

Hier hat sich, wie bereits erwähnt, auch nach Operationen die sogenannte medizinische Fitnesstherapie bewährt. Dabei werden Patienten nach einer Operation vorerst von einem Physiotherapeuten betreut und in weiterer Folge zunehmend unter physiotherapeutischer Überwachung an Kraftgeräte he-

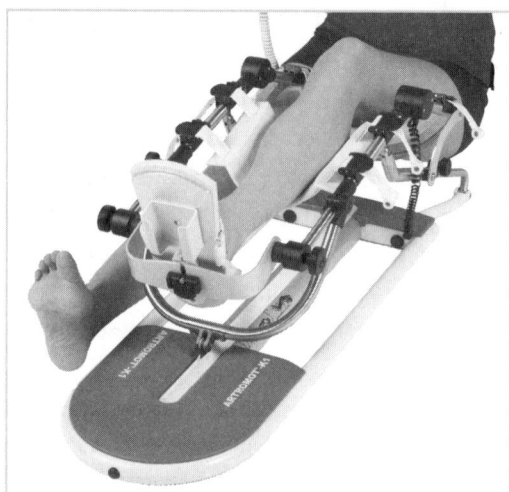

*Zur Behandlung
sollte so früh wie
möglich mit einer
Bewegungsschiene
gearbeitet werden.*

rangeführt. Später wird der Patient dann von einem gut aus-
gebildeten Trainer weiter betreut. Irgendwann ist der Patient
dann auch so weit, alleine seine Übungen richtig durchzuführen, ohne dabei Schaden zu nehmen. Bei Fragen stehen
dann Trainer, Physiotherapeut und Sportorthopäde zur Verfügung. Solche Nachbehandlungskonzepte werden in Koope-
ration allen meinen Patienten nach Knorpeloperationen oder
auch anderen Eingriffen angeboten. Leider steuern die Krankenkassen für diese sehr intensive und Erfolg versprechende
Nachbehandlung keinen finanziellen Anteil bei.

Aber zurück zur Operationsmethode. Die Stößeltechnik
wurde erstmals von einem amerikanischen Sportorthopäden
in den Neunzigerjahren des letzten Jahrhunderts beschrieben.
Vor allem im Kniegelenk zeigen sich dabei bei jüngeren Pati-

enten ausgezeichnete Ergebnisse. Diese Technik ist aber auf kleinere Schäden eingegrenzt; Versuche, auch großflächigere Schäden damit zu behandeln, sind gescheitert. Idealerweise ist der zu behandelnde Knorpelkrater nicht größer als 3 cm^2 und liegt im Bereich des Knorpels vom Oberschenkelknochen. Im Schnitt sind acht von zehn Patienten mit dieser Operationsmethode zufrieden. Langfristig wird aber angenommen, dass die minderwertige Narbe nicht imstande ist, dem zunehmenden Belastungsdruck zu widerstehen. Bei Analyse der Narbe hat sich bisher immer gezeigt, dass kein normaler Knorpel entstanden war, sondern ein Gewebe, das zwar Teile von reifem Knorpelgewebe aufwies, dazwischen aber immer wieder große Anteile von sehr minderwertigem Narbengewebe lagen. Bei eigenen Untersuchungen haben wir auch gesehen, dass nach einigen Monaten nicht nur eine Narbe im Knorpelkrater entsteht, sondern durch Umbauvorgänge der Knochen förmlich von unten in den Krater hineinwächst, was wiederum wenig Platz für neuen Knorpel lässt. Prinzipiell sollte der Ersatz von Knorpel durch Knochen vermieden werden. Obwohl es auch gegenteilige Untersuchungen gibt, wurde dieser Methode doch immer wieder nachgesagt, nur kurz- und mittelfristig den Knorpelschaden zu behandeln und langfristig eine weitere Abnutzung des Gelenkknorpels nicht aufhalten zu können. Trotzdem ist die Stößeltechnik aufgrund ihrer einfachen technischen Ausführbarkeit eine Hauptstrategie in der Knorpelbehandlung. Sie kann in fast jedem Gelenk eingesetzt werden und ist im Vergleich zu anderen Techniken nicht teuer. Aufgrund der mit dem Alter abnehmenden

Aktivität der Stammzellen kann die Stößeltechnik nur bis zu einem Alter von 60 Jahren seriös empfohlen werden.

Der »ideale« Patient für die Stößeltechnik ist somit ein eher jüngerer Patient mit einem kleinen, umschriebenen Knorpelschaden am Oberschenkelknochen ohne weitere Beinfehlstellung oder Knieverletzung. Fast alle diese Patienten werden nach der Operation zufrieden sein.

Pridiebohrung

Diese Methode arbeitet nach dem gleichen Prinzip wie die Stößeltechnik. Nur wird hier der Knochen nicht mit einem Stößel eröffnet, sondern aufgebohrt. Diese Technik wurde bereits in den Fünfzigerjahren des 20. Jahrhunderts beschrieben. Statt des Stößelinstruments wird ein Bohrdraht in das Gelenk eingeführt, und von einer Operationsbohrmaschine angetrieben, wird dieser Draht nun mehrmals in den Knochen eingedreht. Es entstehen mehrere kleine Löcher, und auch auf diese Weise kann Blut mit Stammzellen aus dem Knochen in den Knorpelschaden eindringen. Es gibt Operateure, die auf diese Methode schwören, andere sind wiederum mehr von der Stößeltechnik überzeugt. Ein Nachteil der Pridiebohrung ist sicherlich, dass die Hitze, die beim Bohren an der Grenze zwischen Bohrdraht und Knochen entsteht, das Gewebe auch schädigen kann.

Abrasionstechnik

Bei der Abrasionstechnik wird mit einem Bohrer, der die Größe des Knorpelschadens hat, durch den Knorpelkrater hindurch in den Knochen hineingebohrt. Es werden somit nicht nur kleine Löcher geschaffen, sondern der gesamte unterhalb des Schadens liegende Knochen wird auf wenige Millimeter »weggefräst«. Die Verwendung dieser Methode ist in den vergangenen Jahren zurückgegangen, nicht zuletzt weil für das notwendige Einbluten in den Schaden nicht unbedingt die Entfernung der gesamten Knochenplatte erforderlich ist.

Von allen Operationsmethoden mit Eröffnung des unterhalb des Knorpelschadens liegenden Knochens ist die Stößeltechnik (Mikrofrakturierung) am meisten verbreitet. Sie stellt bei kleineren Schäden mit weitgehend unauffälligerem Knochen immer noch eine der Therapien der ersten Wahl dar. Bei dieser sehr einfachen Technik entsteht aber kein neuer Knorpel, sondern nur eine minderwertige Knorpelnarbe.

Mosaikplastik

Diese Technik beruht auf dem Prinzip, Knorpel-Knochen-Stücke aus einem Teil eines Gelenkes in einen anderen Teil desselben Gelenkes zu verpflanzen. Die Anfänge reichen einige Jahrzehnte zurück, wobei anfangs vor allem größere Gelenkanteile verpflanzt wurden. Ein ungarischer Orthopäde hat diese Methode in den Neunzigerjahren verfeinert und daraus die Mosaikplastik entwickelt. Mit speziellen chirurgischen Instrumenten werden aus weniger belasteten Bereichen des

Kniegelenkes Knorpel-Knochen-Zylinder gewonnen. Diese runden Zylinder haben einen Durchmesser von durchschnittlich einem Zentimeter und sind ungefähr eineinhalb bis zwei Zentimeter hoch. Sie bestehen aus dem wenige Millimeter dicken Knorpel und dem darunterliegenden Knochen, der den größten Anteil des Zylinders stellt. Der Knorpel muss an der Entnahmestelle äußerlich unauffällig sein. An der Stelle des geschädigten Knorpels wird nun ein gleich großer Zylinder entfernt. Der zuvor gewonnene Zylinder mit unauffälligem Knorpel wird nun in das Loch an der geschädigten Stelle eingebracht, und zwar so exakt, dass der Knorpel des Zylinders direkt in einer Ebene mit dem umgebenen Knorpel liegt. Mit der Zeit verwächst der Knochen des Zylinders mit dem umgebenen Knochen, und er kann nicht mehr aus seinem Loch herausfallen. Der Knorpel des Zylinders kann allerdings nicht vollständig mit dem Knorpel der Umgebung zusammenwachsen. Resultat ist auf jeden Fall, dass sich an der Stelle des ehemals geschädigten Knorpels nun ein gesünderer und belastungsfähiger Knorpel befindet. Die Entnahmelöcher werden entweder belassen oder mit den Zylindern aus dem geschädigten Gebiet oder manchmal auch mit anderen Materialien verschlossen.

Von einigen Operateuren werden auf diese Weise nicht nur ein, sondern mehrere Zylinder verpflanzt. Das Ergebnis ist dann eine Aneinanderreihung von mehreren Knorpel-Knochen-Stöpseln und vermittelt so den Eindruck eines Mosaiks; deshalb auch der Name dieser Technik. Teilweise werden tatsächlich mehrere quadratzentimetergroße Teile von Kniegelenken so behandelt, auch fortgeschrittene Abnutzungs-kniegelenke werden mit der Mosaikplastik von wenigen Operateuren behandelt. Solche ausgedehnten Versorgungen mit der Mosaikplastik sind aber nur selten erfolgreich. Erstens ist diese Methode prinzipiell nicht für Abnutzungen gedacht, und zweitens ist die Zahl der Entnahmezylinder nicht grenzenlos. Jeder Zylinder, der entnommen wird, hinterlässt ein etwa zwei Zentimeter tiefes Loch. Diese Löcher befinden sich zwar an weniger belasteten Stellen des Gelenkes, weswegen ein bis zwei solcher Entnahmelöcher kein Problem darstellen. Entnimmt man aber mehrere Zylinder, können die Löcher auch der geringen Belastung in diesem Gelenkteil nicht mehr widerstehen, und es kommt nun zu stärkeren Schäden und Abnutzungen. Da diese Zylinder meist von jenem Kniebereich gewonnen werden, über den die Kniescheibe gleitet, kann es hier zu zuvor nicht vorhandenen, stärkeren Beschwerden beim Beugen des Kniegelenkes, Stiegensteigen usw. kommen. Die Mosaikplastik hat sich zuletzt bei kleineren Knorpelschäden mit schlechter Qualität des darunterliegenden Knochens bewährt. Im Gegensatz zur Stößeltechnik (Mikrofrakturierung) ist ein guter Zustand des unter dem Knorpelschaden liegenden Knochens zweitrangig, da bei der Mosaikplastik ohnehin auch der Knochen mitverpflanzt wird. Weitere Vorteile dieser Technik sind auch, dass sie einerseits im Rahmen einer Operation durchgeführt werden kann (im Gegensatz zur Knorpelzelltransplantation) und andererseits nach der Verpflanzung an der ehemals geschädigten Stelle reiner Knorpel und nicht eine minderwertige Narbe vorhanden ist. Außerdem wird die Mosaikplastik in den meisten Fällen auch arthroskopisch im Rahmen einer Gelenkspiegelung ausgeführt. Dabei sind nur wenige Millimeter größere Schnitte im Vergleich zur herkömmlichen Gelenkspiegelung notwendig, um die speziellen chirurgischen Instrumente für die Mosaikplastik ins Gelenk einführen zu können. Der wichtigste Nachteil ist aber das bereits oben angedeutete Problem der Entnahmelöcher, die zu Beschwerden führen können. Untersuchungen haben auch gezeigt, dass die Kraft für die Kniestreckung bei Patienten mit diesen Löchern abnimmt. Aufgrund der mit dem Alter abnehmenden Knorpelqualität ist eine Mosaikplastik bei Personen nach dem 50. Lebensjahr nicht zu empfehlen.

Die Verwendung dieser Methode ist nicht nur auf das Kniegelenk beschränkt. Mosaikplastiken werden an Sprunggelenken, Hüftgelenken, Schultergelenken, Ellbogengelenken und sogar an Zehengelenken angewandt. Das Problem liegt her in der Bereitstellung geeigneter Entnahmezylinder. Da die oben erwähnten Gelenke kaum wenig belasteten Knorpel aufweisen, muss in den meisten Fällen auf Zylinder aus dem Kniegelenk zurückgegriffen werden. Hier ist eine besonders intensive Aufklärung des Patienten angezeigt. Um ein geschädigtes Gelenk (z.B. Sprunggelenk) zu verbessern, wird das vollkommen beschwerdelose Kniegelenk mit dem Ziel, Knorpel-Knochen-Zylinder zu gewinnen, chirurgisch eröffnet. Das kann natürlich gut gehen, und der Patient wird seine Beschwerden am Sprunggelenk verlieren sowie auch die Knieoperation ohne Schaden überstehen. Aber un-

Mit speziellen chirurgischen Instrumenten werden aus weniger belasteten Bereichen des Kniegelenkes Knorpel-Knochen-Zylinder zur Behandlung des geschädigten Knorpels gewonnen.

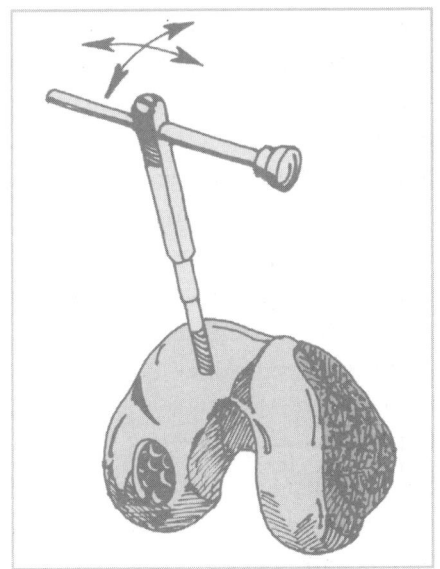

angenehm wäre die Situation, wenn der Zustand des geschädigten Sprunggelenkes nur gering verbessert wird und sich dazu noch Schmerzen im zuvor unauffälligen Kniegelenk einstellen. Eine Mosaikplastik an anderen als dem Kniegelenk durchzuführen ist deshalb nicht so häufig angezeigt und wird nur dann angewandt, wenn keine andere Technik ohne zusätzliche Eröffnung des Kniegelenkes möglich ist.

Am Kniegelenk kann die Mosaikplastik bei allen Knorpelschäden durchgeführt werden. Hier gilt, dass Knorpelschäden am Oberschenkelknochen oder am Schienbein am ehesten zu guten Ergebnissen neigen, während bei Schäden am Kniescheibenknorpel die Zahl zufriedener Patienten kleiner ist.

In Untersuchungen von vielen Patienten hat sich gezeigt dass rund neun von zehn Patienten nach Versorgung eines Knorpelschadens am Oberschenkelknochen oder Schienbein anhaltend zufrieden waren, während bei Schäden im Bereich der Kniescheibe acht von zehn Patienten zufrieden waren.

Ähnlich wie bei der Stößeltechnik ist man nach der Mosaikplastik wenige Tage stationär im Spital aufgenommen. Aus dem Bett aufgestanden wird bereits an den ersten beiden Tagen. Die Beweglichkeit des Kniegelenkes ist frei, vier bis sechs Wochen ist das Gehen mit Krücken notwendig, um das Einwachsen der Zylinder nicht zu gefährden. Physiotherapie, Unterwassergymnastik und Ergometerradfahren ebenso wie medizinisches Fitnesstraining an Kraftgeräten sind zu empfehlen. Die volle Sportfähigkeit wird nach mindestens sechs Monaten erreicht.

Die Mosaikplastik ist die Verpflanzung eines oder mehrerer Knorpel-Knochenzylinder aus Gelenkbereichen geringerer Belastung in den Bereich des Knorpelschadens desselben Gelenkes in einer Operation. Obwohl sie auch bei größeren Schäden angewendet wird, ist ihre Verwendung eher bei kleineren Knorpelschäden zu empfehlen. Dann ist aber mit guten Operationsergebnissen zu rechnen. Der Nachteil besteht in der Schädigung des Knorpels an der Entnahmestelle der Zylinder.

Knorpel-Knochen-Transplantation
von Organspendern

Bei dieser Methode werden Knorpel-Knochen-Stücke verwendet, die zuvor bei Organspendern gewonnen wurden. Wie allgemein bekannt ist, werden bei Organspendern das Herz, die Nieren, die Leber usw. entnommen. Weniger bekannt ist, dass auch Gelenke und Knochen bei Organspendern entnommen werden können. Als Organspender kommen nur allgemein gesunde Personen, die schicksalhaft meist bei Unfällen ums Leben kommen, in Frage. Unter keimfreien Bedingungen werden dann die Organe entnommen und noch vielen weiteren Tests unterzogen. Im Gegensatz zu inneren Organen kommt es bei der Transplantation von Gelenkteilen durch deren geringe Durchblutung zu keinen Abstoßreaktionen. Die Gelenkteile von Organspendern müssen nach den aktuellen europäischen Richtlinien äußerst genau auf Infektionskrankheiten getestet sein, ähnlich wie bei Blutspenden kann aber eine Übertragung von Infektionskrankheiten nicht gänzlich ausgeschlossen werden, obgleich die Wahrscheinlichkeit einer Ansteckung sehr gering ist.

Diese Transplantate werden einerseits von behördlich zugelassenen Krankenhäusern gewonnen, getestet und auch für die Operationen im eigenen Haus verwendet, andererseits zunehmend von Instituten und auch Unternehmen, die ebenso strengen Auflagen unterliegen, ähnlich wie Organspendezentralen verwaltet.

Bei ausgedehnten Knorpelschäden werden diese Spendergelenkteile dann zurechtgeschnitten und genau in den zuvor vorbereiteten großflächigen Schaden eingepasst und mit Schrauben oder Platten befestigt. Solche ausgedehnten Knorpelschäden sind meist nach Unfällen, große Knochen-Knorpel-Ablösungen im Rahmen der Osteochondrosis dissecans oder nach fehlgeschlagenen anderen Knorpeloperationen vorhanden.

Nach diesen Operationen sind mehrtägige stationäre Aufenthalte notwendig, da üblicherweise die ersten Tage sicherheitshalber ein Antibiotikum über die Vene verabreicht wird, um das Risiko einer Ansteckung durch die Gelenkspende noch weiter zu verringern. Bis die Gelenkteile an den körpereigenen Knochen fest angewachsen sind und belastungsfähig werden, ist auch hier eine mehrwöchige Entlastung des Beines mit Krücken notwendig. Vom Empfänger selbst wird eine zeitliche Flexibilität verlangt, da diese Gelenkteile nach Entnahme vom Organspender innerhalb kürzester Zeit wieder eingebaut werden müssen. Da für solche Operationen Patienten mit langer Vorgeschichte oder sehr großen (umschriebenen) Knorpelschäden in Frage kommen und diese Methode bereits die letzte Möglichkeit vor Erhalt einer Gelenksprothese darstellt, gibt es auch nicht wenige Fehlschläge. Diese Operationen müssen auch immer als Versuch der Vermeidung eines künstlichen Gelenkes beim jungen Patienten gesehen werden.

Metallknöpfe

Wurde ein Patient mit einem kleineren Knorpelschaden bereits erfolglos operiert und möchte man ein größeres, künstliches Gelenk noch vermeiden, gibt es auch noch die Möglichkeit, kleinere Metallknöpfe an Stelle des Knorpelschadens zu verankern. Dabei wird das runde Metallstück, das nicht größer als eine 1-Euro-Münze ist, in den Knorpelschaden eingeschraubt. Frühere Versuche, an Stelle von Metall andere künstliche Materialien in Zylinderform zu verwenden, sind kläglich gescheitert und haben den Patienten mehrheitlich eine Verschlechterung ihres Zustandes gebracht.

Die zurzeit neu verwendeten Metallknöpfe scheinen bisher eine gute Verträglichkeit zu besitzen, teilweise wächst der umliegende Knorpel über die Metallscheibe. Langzeitergebnisse liegen leider noch nicht vor, und es kann nicht ausgeschlossen werden, dass diese Implantate mit der Zeit doch auslockern oder den gegenüberliegenden Knorpel zerstören, wenn der Knorpel diesen Knöpfen ungeschätzt bei der Bewegung und Belastung ausgesetzt ist. Diese Methode wird vermutlich nicht in erster Linie eingesetzt werden, sondern eher bei bereits fehlgeschlagenen anderen Knorpeloperationen, wo noch die Möglichkeit des Aufschubs eines künstlichen Gelenkes als sinnvoll erachtet wird.

Knorpelzelltransplantation

Diese Methode ist sicherlich von allen Knorpeloperationen die spannendste und innovativste. Es handelt sich um eine Hightech-Methode mit dem Ziel, neuen Knorpel aus dem »Reagenzglas« herzustellen. Das klingt ein wenig nach Science-Fiction und Herstellung des künstlichen Menschen, ist aber bei genauerer Betrachtung einfach nachzuvollziehen.

Die Möglichkeit, Knorpelzellen außerhalb des Körpers zu züchten, gibt es schon länger. Von einer schwedischen Forschergruppe rund um Lars Peterson wurde die Idee in den Achtzigerjahren des 20. Jahrhunderts weiterentwickelt und die im Labor vermehrten Knorpelzellen zurück in Knorpelschäden ins Gelenk verpflanzt. Erstmals wurde diese Methode bei Menschen dann Ende der Achtziger-, Anfang Neunzigerjahre angewendet. In seinen Ursprüngen wurden bei der Knorpelzelltransplantation kleine Knorpelstücke aus weniger belasteten Teilen des betroffenen Kniegelenkes im Rahmen einer Gelenkspiegelung entnommen. Die Knorpelstücke sind dabei sehr klein und entsprechen ungefähr der Größe eines halben Kleinfingernagels. Im Gegensatz zur Mosaikplastik ist das Ausmaß des gewonnenen Knorpels vernachlässigbar gering. Die Knorpelstücke wurden dann in speziellen Transportgefäßen mit Spezialflüssigkeit an ein Labor gesendet. Dort wurden aus den Stücken die Knorpelzellen vorsichtig herausgelöst und diese in Kulturflaschen mit Nährlösung eingebracht. In Brutkästen (sogenannte Inkubatoren) wurden die Flaschen mit den Zellen gelagert, die sich dann von wenigen Tausend auf mehrere Millionen vermehren ließen. Einige Wochen später wurden diese Knorpelzellen in Nährlösung an das Spital zurückversendet. In einer zweiten Operation wurde dann das betroffene Kniegelenk eröffnet, der Knorpelschaden vom minderwertigen Knorpel befreit und ein Stück Beinhaut auf den Knorpelschaden genäht. Die Beinhaut wurde dazu vom Schienbein nahe dem Kniegelenk gewonnen. Verwendet wurde sie, weil sich in der Beinhaut

Vorläufer von Knorpelzellen befinden und man so eine noch bessere Knorpelheilung erwartete. Unter diesen eingenähten Beinhautlappen wurden dann die vermehrten Knorpelzellen samt ihrer Nährlösung mit einer Spritze eingebracht. Die Idee dahinter war, mit Hilfe der großen Zahl von Knorpelzellen nicht nur eine Narbe zustande zu bringen, sondern eine echte Knorpelheilung zu bewirken.

Diese Methode hat von Anfang an verblüffende Erfolge auch bei größeren Knorpelschäden gezeigt. Allerdings ist es auch nicht selten vorgekommen, dass sich der Beinhautlappen abgelöst oder stark verdickt hat. Deswegen hat sich die Forschung in den darauffolgenden Jahren auf die Entwicklung eines Beinhautersatzes gestürzt. Anfangs wurde der Beinhautlappen von einem Vlies ersetzt, das aus Schweinekollagen hergestellt wurde. Kollagen ist als Typ-II-Kollagen ein Bestandteil des gesunden Gelenkknorpels. Diese Vliese wurden aus Typ-I-Kollagen hergestellt, das eher im Bindegewebe wie Bändern und Sehnen vorkommt. Was sind nun diese Vliese? Sie werden auch Matrices (Einzahl: Matrix) genannt, sind wenige Millimeter hohe Schwämme und je nach Herstellung mehrere Quadratzentimeter groß. Sie haben also, sehr unwissenschaftlich ausgedrückt, das Aussehen von dünnen Oblaten.

Nun wurden diese Kollagenvliese als Ersatz für die Beinhaut verwendet. Das heißt, sie wurden über dem Knorpelkrater vernäht und danach die Knorpelzellen darunter eingespritzt. Gleichzeitig wurden auch andere Vliese entwickelt. Mehrere Materialien wurden dazu verwendet; andere Kol-

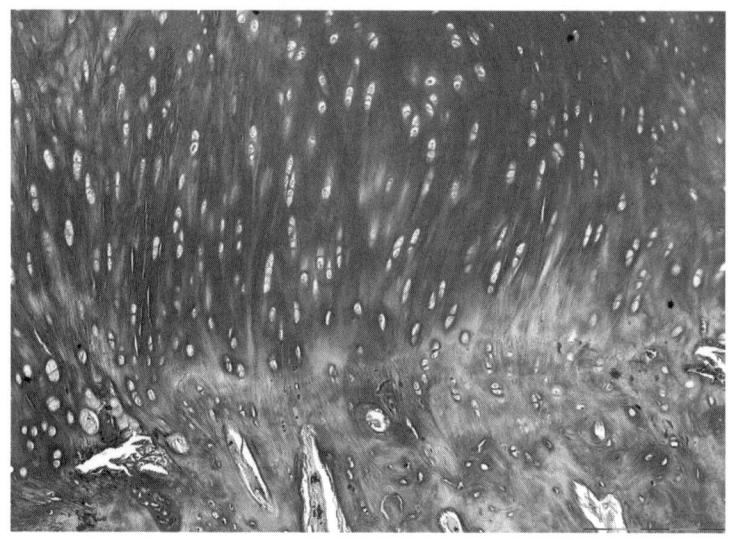

Knorpelschaden 12 Monate nach Knorpelzelltransplantation. Ausbildung neuen Knorpels mit schönen Knorpelzellen.

lagene, Hyaluronsäure (beides Knorpelbestandteile), Fibrin (Blutbestandteil) und Polymere, weiters wurden auch Gele aus Kollagen entwickelt. Es wurde auch die gesamte Methode überdacht, und es entstand die sogenannte zweite Generation der Knorpelzelltransplantation. Dabei werden die Knorpelzellen gleich wie oben beschrieben gewonnen und gezüchtet, werden dann aber nicht in der flüssigen Nährlösung zurück ins Gelenk verpflanzt, sondern noch vorher im Labor direkt auf das Vlies aufgebracht. Die Knorpelzellen verteilen sich dann wieder unter Brutbedingungen im Vlies und wachsen dort weiter. Später wird dann das Vlies mitsamt der

sich darin befindlichen Millionen Zellen ans Spital zurückge-
schickt. Es kann dann vom Operateur das Vlies direkt auf den
Knorpelkrater aufgebracht werden. Es ist somit kein Unter-
spritzen oder Annähen eines Beinhautlappens mehr notwendig. Einige Vliese haben auch so gute Haftungseigenschaften,
dass sie nicht mehr in den Knorpelschaden eingenäht werden müssen, sondern es genügt, die Vliese einfach exakt zuzu-
schneiden, einzubringen und die Ränder mit einem speziellen
Operationskleber zu verschließen. Daraus entwickelten sich
dann auch Methoden, auf diesen Kleber zu verzichten und
die Vliese einfach nur einzupassen. Das hatte zur Folge, dass
die Knorpelzelltransplantation, also auch die zweite Opera-

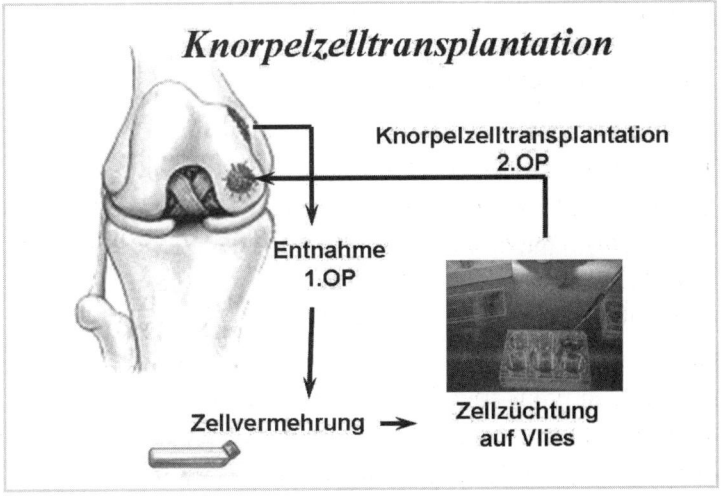

Schema der Knorpelzelltransplantation mit Züchtung der Knorpelzellen auf einem Vlies.

tion, im Rahmen einer Gelenkspiegelung möglich war. Diese arthroskopische Methode wurde von einer italienischen Orthopädengruppe entwickelt.

In letzter Zeit wurde die Zellmethode so weiterentwickelt, dass die Knorpelzellen gleich direkt nach Eintreffen im Labor auf das Vlies aufgebracht werden und auf die Züchtung in der Laborflasche gänzlich verzichtet werden kann. Bereits zwei Wochen nach der ersten Operation kann dadurch die zweite eigentliche Transplantationsoperation folgen. Ein weiterer Vorteil liegt auch darin, dass sich die Zellen von Anfang an in »ihrer« Umgebung befinden. Von unzähligen Laboruntersuchungen wissen wir, dass sich Knorpelzellen besonders wohl fühlen, wenn sie dreidimensional (d.h. im Raum verteilt; die Zellen befinden sich neben- und übereinander) gezüchtet werden. Werden sie in einer Kulturflasche zweidimensional, d.h. nur nebeneinander, gezüchtet, verlieren sie kurzfristig ihre Eigenschaft als Knorpelzellen und werden zu »minderwertigen« Bindegewebszellen. Durch ein neuerliches Einbringen in ein Vlies können sie zwar wieder »hochfahren« und werden zu Knorpelzellen, diese Fähigkeit ist aber zeitlich begrenzt. Mit anderen Worten ist es besser, wenn die Knorpelzellen gleich von Anfang an in einem Vlies vermehrt werden.

Eine Knorpelzelltransplantation sieht also heute im Vergleich zu ihren Anfängen anders aus, ist aber vom Prinzip gleich geblieben. Heute wie damals werden die Knorpelstücke im Rahmen einer Arthroskopie aus unbelasteten Gelenkteilen gewonnen, ans Labor gesendet, wo man die Zellen her-

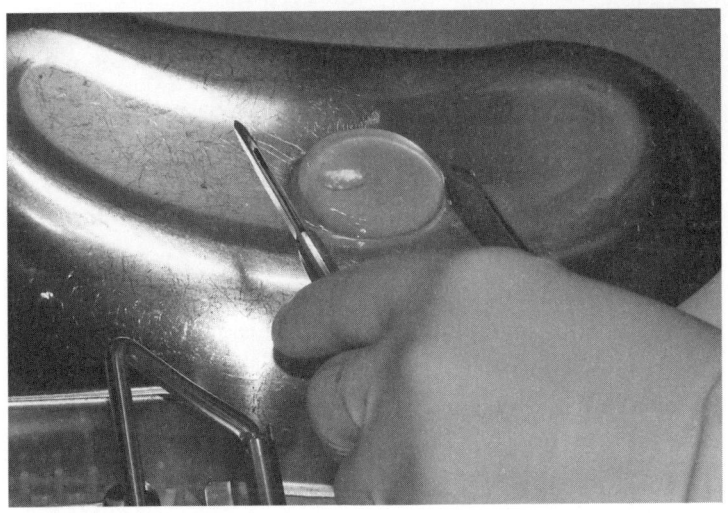

Vlies mit gezüchteten Knorpelzellen kurz vor dem Einbringen in den Knorpelschaden.

auslöst, um sie danach gleich auf ein Vlies aufzubringen. Wenn sich die Zellen genügend vermehrt haben, werden sie auf ihrem Vlies zurück ins Krankenhaus geschickt, wo in einer zweiten Operation der ausgekratzte Knorpelkrater mit dem Vlies, das zuvor in die richtige Größe zurechtgeschnitten wurde, ausgefüllt wird. Egal, ob nun das Vlies vernäht, geklebt oder nur eingelegt wird, es kann sich jeder vorstellen, dass in der ersten Zeit die Gefahr des ungewollten Herauslösens des Vlieses aus dem Knorpelkrater groß ist. Äußerst wichtig bei dieser Methode ist deshalb die Nachbehandlung nach der Operation. Bei Knorpelzelltransplantationen am Kniegelenk ist deswegen die Entlastung des Beines über sechs Wochen unumgänglich. In den darauffolgenden vier Wochen kann dann das Bein zunehmend unter Krückenabbau belastet werden. Unmittelbar nach der Operation wird dem Gelenk eine Schiene (Orthese) angelegt. Diese Schiene bleibt vorerst zwei Tage in Streckung gesperrt, wirkt somit wie eine Gipshülse. Dadurch wird vermieden, dass durch eine ungewollte, plötzliche Bewegung während der ersten Stunden nach der Operation das Vlies herausgelöst wird. Danach wird dann die Bewegung in der Schiene zunehmend erweitert. Nach vier Wochen üblicherweise schon 90 Grad (also ein rechter Winkel zwischen Ober- und Unterschenkel). Nach ungefähr zwei Tagen wird allerdings auch schon mit den für die Knorpelernährung wichtigen Übungen auf der Bewegungsschiene begonnen. Auch hier gilt, dass diese Bewegungsschiene mindestens acht Stunden täglich eingesetzt werden sollte. Je nach Größe des Knorpelkraters wird dann auch mit Physiotherapie, Muskelaufbau, Unterwassergymnastik, Ergometertraining und auch medizinischem Krafttraining begonnen. Bei Knorpelschäden an der Kniescheibe, die transplantiert wurden, unterscheidet sich die Nachbehandlung wesentlich, da hier die Schiene länger gesperrt werden muss. Allgemein wird die Fähigkeit, wieder stärker Sport zu betreiben, frühestens nach sechs Monaten erreicht. Eine Rückkehr in einen sitzenden Beruf ist üblicherweise nach etwa zwei Wochen wieder möglich. Die Wiederaufnahme eines körperlich belastenden Berufs ist frühestens nach zwei bis drei Monaten möglich. Trotz des Versuchs, mit dieser Operation Knorpelgewebe wiederherzustellen, sollte nach der Operation das Sportverhalten ebenso wie – wenn möglich – die berufliche Belastung angepasst werden, da auch diese Methode kein Garant für ewige Gelenkgesundheit ist. Sport ist nach Knorpelzelltransplantationen sicherlich auf jeden Fall zu empfehlen, nur sollte man das Gelenk belastende Sportarten vermeiden.

Das Haupteinsatzgebiet der Knorpelzelltransplantation ist das Kniegelenk. Hier werden vor allem bei Knorpelschäden am Oberschenkelknochen ausgezeichnete Ergebnisse berichtet. Bei Untersuchungen, die Patienten bis zu neun Jahre nach der Operation nachverfolgten, waren neun von zehn Patienten mit dem Ergebnis zufrieden. Darunter waren aber auch viele Patienten, die sehr große, umschriebene Knorpelschäden hatten. Einzig bei Knorpelschäden an der Kniescheibe waren durchschnittlich nur sechs von zehn operierten Patienten zufrieden. Das konnten wir auch bei unseren Patienten beobachten. Jene mit Knorpelschäden an der Kniescheibe brauchten meist doch später ein künstliches Gelenk.

Neben dem Kniegelenk gehört auch das Sprunggelenk zum Einsatzgebiet der Knorpelzelltransplantation. Der Vorteil gegenüber der Mosaikplastik liegt darin, dass die Knorpelstücke direkt aus dem betroffenen Sprunggelenk gewonnen werden können und nicht extra das Kniegelenk dafür operiert werden muss. Die Nachbehandlung ist auch beim Sprunggelenk sehr umfangreich und aufwendig, aber für den Operationserfolg von entscheidender Bedeutung. Andere Gelenke wie Hüfte oder Schulter werden zwar auch mit Knorpelzelltransplantationen versorgt, aber es handelt sich hier um wenige Fallbeispiele.

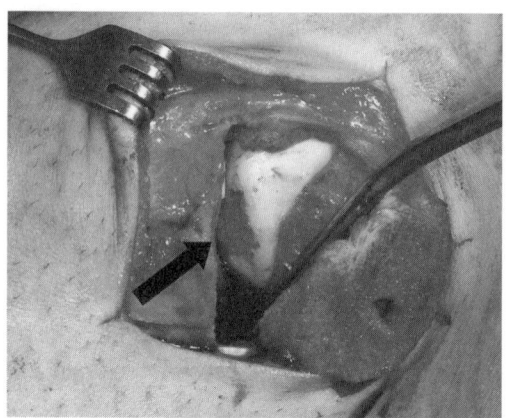

Knorpelzelltransplantation mit Kollagenvlies (schwarzer Pfeil) in einem Knorpelschaden im oberen Sprunggelenk einer 20-jährigen Patientin.

Was ist nun das Besondere an der Knorpelzelltransplantation? Durch die große Zahl von zugesetzten Knorpelzellen entsteht im ehemaligen Knorpelkrater ein qualitativ besseres Gewebe. Das konnten auch wir in eigenen mikroskopischen Untersuchungen nachweisen. Die einzelnen Vorgänge in den ersten Wochen nach Verpflanzung der Zellen sind noch nicht gänzlich geklärt. Angenommen wird, dass durch die große Zahl von Knorpelzellen die Herstellung von Knorpelbestandteilen erleichtert wird und dadurch auch andere Gelenkzellen am Heilungsprozess vermehrt ihren Anteil haben. Außerdem stellt das Vlies auch ein Netz dar, das den Knorpelzellen und auch anderen einwachsenden Gelenkzellen ein geeignetes Gerüst zur Verfügung stellt. Das Vlies wird dabei in den ersten Wochen und Monaten von neuem Gewebe ersetzt. Je hochwertiger ein neues Gewebe ist, desto besser kann es sich auch gegen Belastungen schützen. Deswegen ist der große Vorteil der Knorpelzelltransplantation, sie auch bei großflächigeren bis ungefähr zehn Quadratzentimeter messenden Knorpelschäden einsetzen zu können.

Obwohl es auch Untersuchungen gab, die gezeigt haben, dass Patienten mit Knorpelzelltransplantationen mit dem Ergebnis nicht zufriedener waren als Patienten, die mit der Stößeltechnik versorgt wurden, haben aber auch diese Studien gezeigt, dass das neu entstandene Gewebe bei genauer Betrachtung nach der Knorpelzelltransplantation hochwertiger war. Es ist anzunehmen, dass dieses Gewebe über längere Zeit widerstandsfähiger gegen alle Arten von Gelenkbelastungen sein wird.

Nachteile dieser Technik sind einerseits die Tatsache, dass der Patient insgesamt zweimal operiert werden muss, und andererseits, dass die Methode natürlich nicht billig ist. Die Herstellung der Vliese und die Züchtung der Zellen bieten derzeit mehrere Firmen an, die für ihre Leistungen zwischen 3000,- und 7000,- Euro verlangen. Deswegen werden Knorpelzelltransplantationen nicht in allen Spitälern angeboten. Wenn die Patienten allerdings diese Kosten nicht aus der eigenen Tasche bezahlen wollen, stehen auch einige Zentren zur Verfügung, die diese Methode ohne Kostenbeteiligung durch den Patienten anbieten.

Obwohl die eigentliche Operationstechnik chirurgisch nicht sehr anspruchsvoll ist, gehört die Durchführung dieser Methode in erfahrene Hände. Da hier die orthopädische Chirurgie mit der innovativen zellbiologischen Gewebetechnik (Tissue Engineering) verschmilzt, sind nicht nur chirurgisches Geschick, sondern auch grundlegende Kenntnisse der Labortechnik durch den Orthopäden notwendig. Denn obwohl natürlich alle Vliesprodukte und die Zellzüchtung der einzelnen Firmen behördlich streng geprüft werden und zugelassen sind, gibt es doch Unterschiede in der Herstellung und auch der Zellzüchtung. Nur wer selbst über längere Zeit Knorpelzellen im Labor gezüchtet und beobachtet hat, weiß, welche Faktoren die Entwicklung der Zellen beeinflussen können. Wie wird das Vlies hergestellt? Was war das Ursprungsmaterial? Wie wurden diese Materialien getestet? Welches Nährmedium wird für die Knorpelzellen verwendet? Wird es aus dem Blut desselben Patienten oder aus tierischem Blut hergestellt? Welche Tests werden zur Qualitätskontrolle der Patientenzellen verwendet? Die Liste der zu beantwortenden Fragen könnte mehrere Seiten füllen. Aber Sie sehen, wie wichtig es ist, sich bei Verwendung dieser Hightech-Methode auch als Orthopäde mit solchen Fragen auseinanderzusetzen.

Nochmals ist zu erwähnen, dass gerade diese teure Methode nur dann sinnvoll eingesetzt ist, wenn auch zusätzliche Gelenkschäden behoben werden. So müssen Fehlstellungen der Beine ebenso wie Risse der Kreuzbänder spätestens bei der Knorpelzelltransplantation auch operativ mitversorgt werden. Des Weiteren muss bei großen Schäden des darunterliegenden Knochens, wie es bei der Knochen-Knorpel-Ablösung (Osteochondrosis dissecans) vorkommen kann, der Knochen im Rahmen von Knorpelzelltransplantationen mitaufgebaut werden. Dazu werden Knochenspäne aus unmittelbarer Gelenknähe oder Knochenstücke aus dem Beckenknochen herangezogen.

Für ältere Patienten mit Knorpelschäden kommt diese Methode nicht in Frage; man empfiehlt derzeit ein OP-Alter bis 50 Jahre. Denn die Qualität der Knorpelzellen nimmt mit dem Alter ab, und bei älteren Personen ist anzunehmen, dass die Züchtung diese Zellqualität nochmals verschlechtert. Aber nicht nur das Alter, sondern auch die Qualität der Knorpelzellen hat einen Einfluss auf die Züchtung der Zellen. Knorpelzellen, die aus abgenutzten Bereichen eines Gelenkes gewonnen werden, können während der Züchtung im Labor im Gegensatz zu gesunden Knorpelzellen ihre Knorpeleigenschaften verlieren, und man würde im Falle einer Zelltransplantation keine Knorpelzellen, sondern minderwertige Zellen verpflanzen. Das haben auch eigene Untersuchungen im Labor gezeigt.

Deshalb ist zum jetzigen Zeitpunkt nicht nur das Alter der Patienten ausschlaggebend, sondern auch der Zustand des Gelenkes. In abgenutzten Arthrosegelenken sollte die Knorpelzelltransplantation nicht als Routineverfahren eingesetzt werden. Obwohl in den letzten Jahren auch immer wieder Patienten mit Arthrosen an verschiedenen Spitälern operiert wurden, muss hier eindeutig festgestellt werden, dass derzeit nach dem Stand der Wissenschaft eine Verwendung dieser Methode bei der Arthrose abzulehnen ist, da der zu erwartende Nutzen für den Patienten in keiner Relation zum Aufwand steht. Was aber nicht bedeuten soll, dass die Knorpelzelltransplantation nicht irgendwann auch einmal bei Arthrosen zur Anwendung kommen kann. Aber derzeit eben nicht in der Routine, sondern höchstens im Rahmen von Studien, die überwacht werden und bei denen die Patienten auch ausführlichst über Vor- und Nachteile aufgeklärt werden. Zu diesem Zweck wird von der Universitätsklinik für Orthopädie am AKH Wien gemeinsam mit der Donau-Universität Krems und anderen führenden europäischen Universitäten eine Studie unter kontrollierten Bedingungen durchgeführt, die eine mögliche Ausweitung der Knorpelzelltransplantation auch auf Patienten mit Arthrosen am Kniegelenk überprüft. Dabei werden aber entsprechend der seriösen Wissenschaft auch Untersuchungen der Zellen im Labor im Sinne der Grundlagenforschung durchgeführt. Erst wenn diese Forschungsergebnisse vorliegen, kann über eine Ausweitung auf Arthrosepatienten nachgedacht werden.

Bei der Knorpeltransplantation werden in einer ersten Operation kleine Knorpelstücke aus unbelasteten Gelenkteilen gewonnen, danach im Labor vermehrt und in einer zweiten Operation in den Knorpelschaden verpflanzt. Diese Methode kann auch bei größeren Knorpelschäden angewendet werden, ist aber derzeit bei Arthrosen und Patienten älter als 50 Jahre nur im Rahmen von Studien und nicht in der Routine zu empfehlen. Die aufwende Hightech-Methode der Zellzüchtung führt auch zu hohen Kosten. Richtig eingesetzt erzielt sie aber bei der überwiegenden Zahl von Patienten sehr gute Ergebnisse.

Die Methode der Knorpelzelltransplantation wird in nächster Zukunft noch viele Verbesserungen erfahren. Im Stadium der Forschung sind zum jetzigen Zeitpunkt die Verwendung von Stammzellen, das Zusetzen von sogenannten Wachstumsfaktoren, die die Zellen zur Herstellung einer noch besseren Knorpelqualität veranlassen können, ebenso wird der Einsatz der Gentechnik bald diese Technik beeinflussen. Weiters arbeitet man daran, dass hinkünftig nur noch ein operativer Eingriff notwendig sein wird, d. h., dass die gewonnenen Zellen sofort in der gleichen Operationssitzung bearbeitet und in den Knorpelschaden verpflanzt werden. Versuche, nur Vliese ohne Zellen einzusetzen, haben bisher, auch in eigenen Untersuchungen, noch nicht den gewünschten Erfolg gezeigt und sind derzeit sicherlich nur für sehr kleine Schäden zu empfehlen.

Operationen bei großflächigen Knorpelschäden

Wie Sie bereits aus den ersten Kapiteln wissen, sprechen wir bei großflächigen Knorpelschäden von Arthrosen. Diese treten vor allem bei älteren Personen auf, sind oft mit Fehlstellungen der Beine vergesellschaftet, können sich aus kleineren Knorpelschäden, bei langjährigen Fehlbelastungen oder anderen Gelenkerkrankungen entwickeln. Sehr oft entstehen sie aber im Alter als Abnutzung ohne sonstige Gründe.

Geradestellungsoperationen

Liegt über Jahre eine Fehlstellung eines Beines vor, kommt es zur ungleichen Belastung des Kniegelenkes. In den meisten Fällen ist es ein O-Bein, das zur einseitigen Abnutzung in einem Kniegelenk führt. In den ersten Kapiteln wurde bereits erklärt, wie es dazu kommt. Geht eine Person jahrelang auf einem O-Bein, verläuft die Hauptbelastungslinie durch die Innenseite des Kniegelenks (dem anderen Knie zugewandte Seite des Kniegelenkes). Dadurch wird hier der Knorpel stärker abgenutzt, während der Knorpel der Außenseite (dem an-

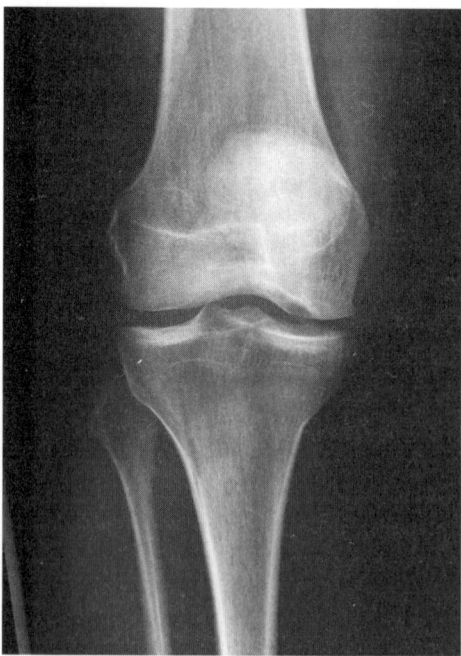

Röntgenbild eines Kniegelenks mit mäßiger O-Beinstellung.

deren Knie abgewandte Seite) des Kniegelenkes anfangs unversehrt bleibt. Schreitet aber die Abnutzung fort, greift sie irgendwann auch auf den Knorpel der unversehrten Außenseite über. Dann ist operativ nur noch die Implantation eines künstlichen Gelenkes sinnvoll.

Bei Patienten mit alleiniger, schmerzhafter Abnutzung am Knorpel der Knieinnenseite bei vorliegendem O-Bein und unauffälligem Knorpel der Knie-außenseite kann aber auch bis zu einem Alter von ungefähr 60 Jahren eine Geradstellungsoperation hilfreich sein. Ein künstliches Gelenk kann so im Schnitt um zehn Jahre hinausgezögert werden. Das kann natürlich bedeuten, dass bei einem Patienten schon nach zwei Jahren ein

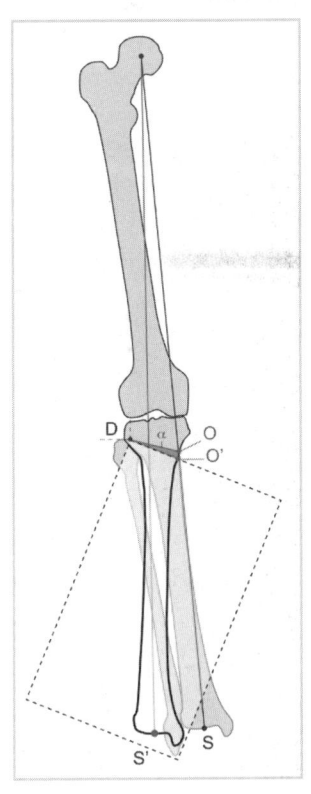

Aufklappende Geradestellung bei O-Beinen. Beim O-Bein geht die Belastungslinie zwischen Hüftkopfmitte und Sprunggelenkmitte durch den inneren Anteil des Kniegelenkes (blaue Linie), wo es auch früher zu Knorpelschäden kommt. Durch die Operation wird die Belastungslinie Richtung weniger abgenützten äußeren Knieanteil gelenkt (rote Linie).

künstliches Gelenk notwendig wird, bei einem anderen aber erst nach fünfzehn Jahren.

Es kann für den einzelnen Patienten nicht garantiert werden, dass zehn Jahre lang keine Operation zu erwarten ist, aber mit der Erfahrung von vielen tausend auf diese Weise operierten Patienten weiß man eben, dass es im Schnitt zehn Jahre dauert, bis eine neuerliche Operation notwendig wird. Wie schon in den letzten Kapiteln erwähnt, werden diese Umstellungsoperationen auch in Kombination mit anderen Knorpeloperationen wie der Knorpelzelltransplantation durchgeführt, wenn ein umschriebener Knorpelschaden mit einer Beinfehlstellung verbunden ist. Diese Operationen sollten aber allgemein nur dann durchgeführt werden, wenn auch schmerzhafte Knorpelveränderungen vorliegen. Das alleinige Vorhandensein eines O-Beines ohne Beschwerden ist kein Grund, diese aufwendige Operation vorbeugend zu machen.

Was ist nun das Prinzip einer Geradstellungsoperation? Diese Operationen werden auch Umstellungsosteotomien genannt. Das Ziel ist es, durch Geradstellung des Beines die Belastungslinie vom bereits geschädigten Kniegelenkteil auf die bisher gesunde Knorpelseite zu bringen. Eigentlich wird nicht nur gerade gestellt, sondern das ursprüngliche O-Bein in ein ganz leichtes X-Bein überführt, um so den vollen Schutz des geschädigten Knorpelteils zu erreichen. Diese Umstellung des Knochens erfolgt beim O-Bein üblicherweise am Schienbein. Es gibt zuklappende und aufklappende Techniken. Bei der zuklappenden Technik wird ein zuvor ausgemessener Knochenkeil aus dem knienahen Bereich des Schienbeins herausgeschnitten. Operiert wird von der Außenseite des Unterschenkels, der Knochenkeil wird so geschnitten, dass der Spitz des Keils Richtung Unterschenkelinnenseite zuläuft. Der Keil wird entfernt und das Schienbein Richtung X-Bein gedrückt, und diese neue Stellung des Knochens wird dann mit einer Platte und Schrauben befestigt. Bei der aufklappenden Methode wird von der Unterschenkelinnenseite zugegangen, das Schienbein wird mit der Säge gelenksnahe bis auf die Knochenrinde durchtrennt und dann vorsichtig in Richtung X-Bein aufgeklappt. Auch hier wird mit Platte und Schrauben befestigt.

Diese Operationen setzen eine genaue Planung und auch chirurgisches Können voraus, da nur die exakte Neueinstellung des Knochens einen entsprechenden Erfolg bringt. Eine Abweichung nur um ganz wenige Grade kann den Operationserfolg verhindern, da entweder zu viel oder zu wenig umgestellt wurde. Patienten, die sich für eine Umstellungsosteotomie entscheiden, müssen auch immer darüber aufgeklärt werden, dass diese Operation unangenehme Komplikationen nach sich ziehen und eine Vollbelastung des Beines erst nach einigen Wochen bis Monaten erreicht werden kann. Zu den unangenehmsten Komplikationen zählen Nervenverletzungen, die zu Gefühlsstörungen und Lähmungen führen können, sowie das verzögerte Zusammenwachsen der durchtrennten Knochen und Wundheilungsstörungen mit Infektionen. Wie bei allen anderen (auch den zuvor genannten) Operationen kann es bei Eingriffen an den Beinen durch die verringerte Bewegung zu Blutgerinnseln kommen, die in seltenen Fällen

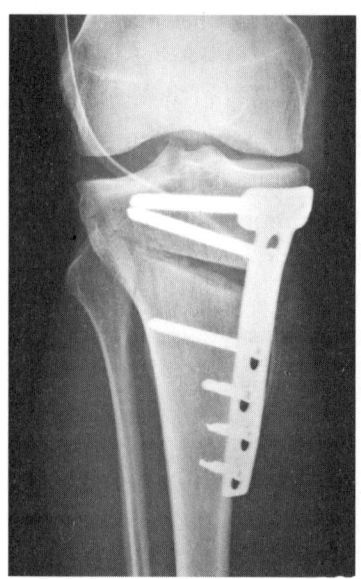 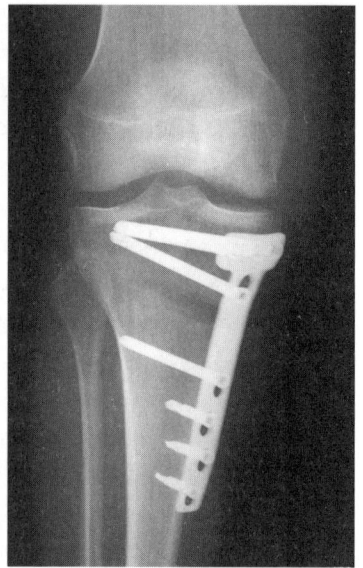

Selbes Kniegelenk wie Seite 130, unmittelbar nach der Geradestellungsoperation (aufklappend), Platte mit Schrauben und Aufklappungsspalt im Schienbein deutlich ersichtlich.

Selbes Kniegelenk 6 Monate nach der Operation. Der Aufklappungsspalt ist schon teilweise knöchern durchgebaut. Im Vergleich zu vor der Operation schöne Beinachse.

zu den gefürchteten Lungeninfarkten führen können. Deshalb ist es bei diesen Operationen besonders wichtig, die sogenannten Thrombosespritzen für die Dauer der Verordnung zu injizieren.

Patienten, die mit dieser Methode operiert wurden, müssen bei gutem Verlauf zwischen vier und acht Wochen mit Krücken gehen, um das Bein weniger zu belasten. Auch in

diesen Fällen ist eine umfangreiche Physiotherapie zu empfehlen. Sportfähigkeit wird frühestens nach sechs Monaten,
meist erst später erreicht. Die Rückkehr in einen sitzenden
Beruf müsste nach zwei Wochen möglich sein, in einen belastenden Beruf frühestens nach zwei Monaten. Ein vollständiger Durchbau des Knochens erfolgt erfahrungsgemäß nach
einem Jahr, dann können auch Platte und Schrauben entfernt
werden, falls diese für den Patienten störend sind. Die Entfernung des Metalls ist im Vergleich zur eigentlichen Operation ein kleiner Eingriff, die Rückkehr in den Beruf ist danach rasch wieder möglich.

Bei Vorliegen eines Knorpelschadens an der Innenseite des
Kniegelenkes mit einem O-Bein haben sich Geradestel-
lungsoperationen bewährt. Dabei wird das Schienbein fast
vollständig durchtrennt, gerade eingestellt und mit einer
Platte befestigt. Durchschnittlich können bei gutem Verlauf
mit dieser Technik zehn Jahre bis zu einem künstlichen Gelenk gewonnen werden. Der Aufwand dieser Operation und
der Nachbehandlung darf aber nicht unterschätzt werden.

Künstliche Gelenke (Prothesen)

Bei Vorliegen ausgedehnter Abnutzungen, die das gesamte
Gelenk umfassen, haben die bisher beschriebenen Operationsmethoden keinen oder nur sehr wenig Sinn. Aufgrund der
guten Ergebnisse vor allem bei Hüft- und Kniegelenken kann

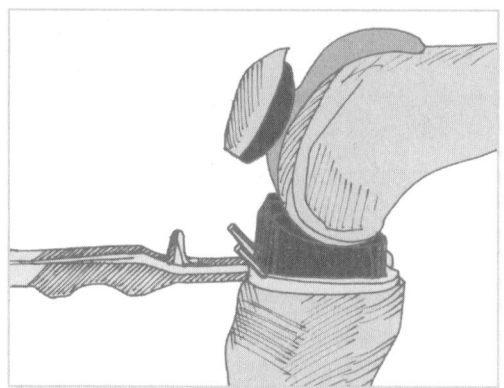

*Eingesetzte
Prothesenteile
im Knie und an
der Kniescheibe.*

mit gutem Gewissen Patienten mit Arthrosebeschwerden ein
künstliches Gelenk empfohlen werden. Bei künstlichen Gelenken gibt es theoretisch keine Altersobergrenze. Die Entscheidung, zu operieren oder nicht, ist weniger vom Alter
als von den Zusatzerkrankungen der Patienten abhängig. Je
größer die Zahl der Zusatzerkrankungen ist, desto größer
ist auch die theoretische Wahrscheinlichkeit, bei oder nach
der Operation Probleme zu haben. Diese Entscheidung muss
dann nach Abwägung aller Vor- und Nachteile gemeinsam
von Patient, operierendem Orthopäden, betreuendem Inter-
nisten und Narkosearzt getroffen werden.

Vor allem Prothesenoperationen an Hüfte und Knie sind
orthopädische Routineoperationen, aber man muss sich immer vergegenwärtigen, dass es keine kleinen Eingriffe sind.
Wie muss man sich nun als Patient eine Prothesenoperation
vorstellen? Diese Operationen werden in Vollnarkose oder
mittels Kreuzstich durchgeführt. Beim Kreuzstich bleibt der

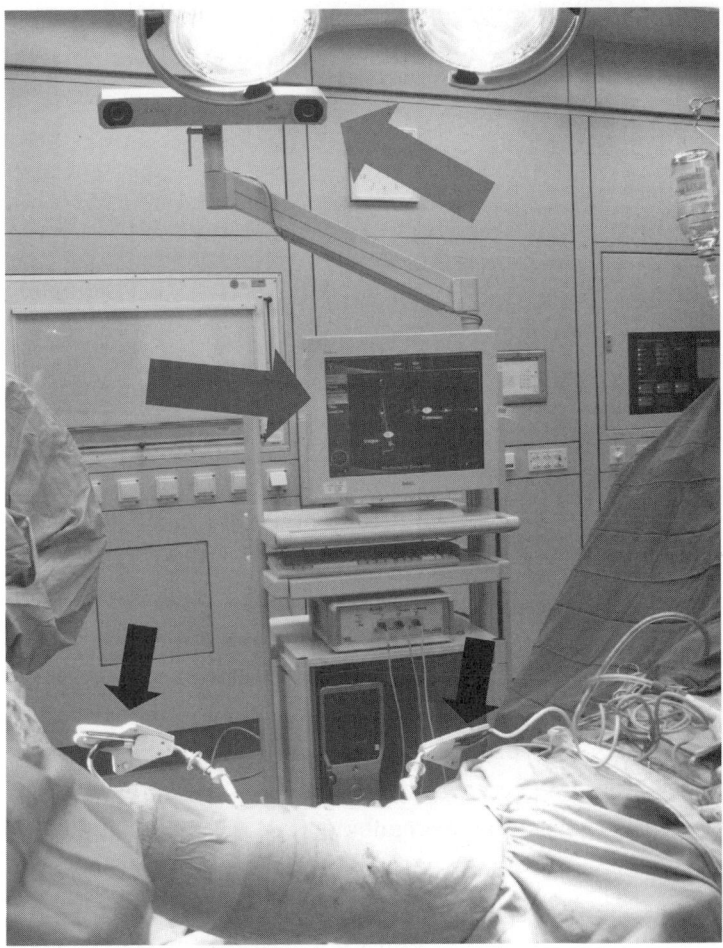

Einbau eines künstlichen Kniegelenkes mittels Navigationssystem. Die Lage des zu operierenden Beines wird mit Hilfe von im Knochen veranker- ten Sensoren (schwarzer Pfeil) von einem Empfänger (roter Pfeil) aufge- nommen und exakt auf einem Computermonitor dargestellt (blauer Pfeil).

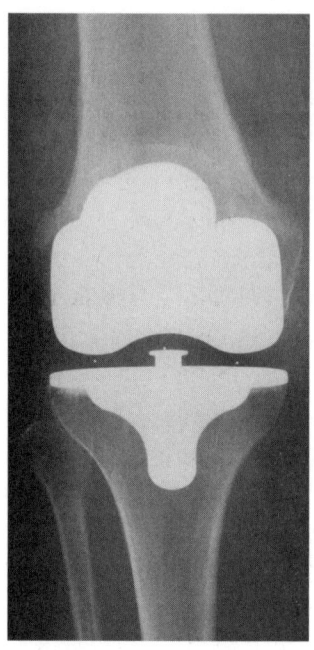

*Röntgenbild einer Kniegelenk-
prothese.*

Patient wach, nur seine Beine sind für die Dauer der Operation »betäubt«. Vom Operateur wird dann unter keimfreien Bedingungen das Kniegelenk aufgeschnitten und dargestellt. Nach genauesten Berechnungen und unter Berücksichtigung der Beinachse und der Situation des abgenutzten Gelenkes werden dann millimetergenau die kranken Knorpelteile weggeschnitten und stattdessen die Metallteile der Prothese fest im Knochen verankert. Dabei wird ein Metallteil in den Oberschenkelknochen und das zweite Metall ins Schienbein eingepasst. Zusätzlich kann hier auch noch sogenannter Knochenzement zur Befestigung verwendet werden. Zuletzt wird dazwischen noch ein Kunststoffteil eingebracht, der das Aneinanderreiben der beiden Metalle verhindert. Bei starken Knorpelschäden an der Kniescheibe wird auch hier der kranke Teil weggeschnitten und durch ein Prothesenteil ersetzt.

In letzter Zeit haben sogenannte Navigationssysteme bei Prothesenoperationen Eingang gefunden. Dabei werden spezielle Sender für die Dauer der Operation an bestimmten

Stellen der Knochen angebracht, danach verschiedene anato-
mische Punkte am Knochen durch den Operateur bestimmt.
Diese Informationen werden von einem Computer verarbei-
tet, und bei jedem Operationsschritt überwacht der Computer über eine Empfängerstation die Veränderungen der Lage
der Knochen zueinander und gibt dem Operateur hilfreiche
Informationen. Diese Navigation funktioniert also wie herkömmliche Navigationssysteme fürs Auto, nur dass sich die
»Satelliten« nicht im Weltall, sondern im Operationssaal befinden. Der Computer übernimmt dabei auch nicht die Operation, sondern gibt dem Operateur nur nützliche Informationen, ohne selbst aktiv ins Geschehen einzugreifen. Obwohl
navigierte Operationen derzeit noch länger dauern als früher
nach der herkömmlichen Methode, sind die Ergebnisse nach
Einbringen der Prothesen deutlich besser. Die Achse der
Beine, die Stellung der einzelnen Prothesenteile zueinander
und auch der ausgeglichene Spannungszustand der Seitenbänder werden im Durchschnitt mit Hilfe der Navigation ex-
akter erreicht. Dieser Umstand hat für die Zufriedenheit des
Patienten mit der Prothese und auch deren Haltbarkeit einen
nicht zu unterschätzenden Wert.

Eine Prothesenoperation dauert im Durchschnitt etwa eineinhalb Stunden, der stationäre Aufenthalt dauert zwischen
wenigen Tagen und mehreren Wochen, im Durchschnitt etwa
zehn Tage. Schon am ersten oder zweiten Tag nach der Operation steht der Patient mit Hilfe eines Physiotherapeuten
auf, die Krücken können bereits nach sechs bis acht Wochen
abgelegt werden. Ein Aufenthalt in einem Rehabilitations-

zentrum ein paar Wochen nach der Operation wird empfohlen, ebenso, wenn möglich, die Abnahme von Eigenblut
einige Wochen vor der Operation, um die Verwendung von
Fremdblutkonserven zu vermeiden. Patienten, die auch nach
der Operation wieder Sport betreiben wollen, sollten einem
»medizinischen Fitnesstraining« mit intensiver physiotherapeutischer Betreuung zugeführt werden. Bei gutem Verlauf und gutem Fitnesszustand sind beinahe alle Sportarten
möglich, extreme Belastungen wie Marathonlauf oder stark
sturzgefährdete Sportarten sollen ebenso wie Kontaktsportarten vermieden werden.

Was können Sie als Patient nach einer Prothesenoperation
erwarten? Am häufigsten wird immer die Frage der Haltbarkeit gestellt. Wir verfügen über große Erfahrungen und Langzeitergebnisse nach Hüft- und Knieprothesen. Natürlich ist
die Haltbarkeit von der Prothese selbst und vom Operations-
ergebnis, also von der Implantation, abhängig. Durchschnittlich kann man bei Hüftprothesen davon ausgehen, dass auch
noch nach 20 Jahren acht von zehn Patienten keine weitere
Operation benötigen. Ähnlich liegen auch die Ergebnisse bei
Knieprothesen. Meist sind neuerliche Operationen durch na-
türlichen Verschleiß der Prothesenteile verursacht. Dabei
werden dann die verschlissenen Teile im Rahmen einer Operation durch neue Teile ausgetauscht. Diese Operationen sind
vom Aufwand kleiner als die eigentlichen Prothesenimplan-
tationen. Um den Verschleiß von Prothesenteilen frühzeitig
erkennen zu können, ist es wichtig, jährlich Röntgenkontrol-
len durchführen zu lassen. Frühzeitige Wechseloperationen

sind fast immer einfacher als Operationen mit Wechsel von größeren Prothesenteilen, der dann notwendig wird, wenn zu lange gewartet wurde.

Künstliche Gelenke können auch alle anderen »echten« Gelenke ersetzen; so gibt es Prothesen für Schulter-, Ellbogen-, Hand- und auch die Fingergelenke ebenso wie für Sprung- und Großzehengrundgelenke. Von diesen Prothesen werden aber im Vergleich zu Hüfte und Knie wesentlich weniger und diese auch noch nicht so lange eingebaut, weswegen die Ergebnisse noch nicht ganz so gut sind und Langzeitergebnisse meist fehlen. Auch gibt es unterschiedliche Teilprothesen für Gelenke wie Hüfte, Knie und Schulter. Dabei wird nicht die gesamte Gelenkoberfläche, sondern nur der geschädigte Teil ersetzt. Durch den kleineren Eingriff ist die Nachbehandlung weniger aufwendig, und das Erreichen der vollständigen Beweglichkeit wird früher erreicht als bei totalen Prothesen. Allerdings müssen diese Teilprothesen irgendwann doch gegen totale, das gesamte Gelenk ersetzende Prothesen ausgetauscht werden. Oft werden an Gelenken auch anstatt Prothesen sogenannte Versteifungsoperationen durchgeführt. Die genauen Vor- und Nachteile der einen und anderen Methode müssen dann in einem Gespräch zwischen Orthopäden und Patienten erörtert werden.

Unbedingt zu erwähnen sind auch die seltenen, aber oft schwerwiegenden Komplikationen. Dazu zählen starke Blutungen, Verletzungen von Nerven mit im schlimmsten Falle anhaltenden Lähmungen, Verrenkungen vor allem bei Hüftprothesen, Infektionen mit Keimen, die selten direkt bei der

Operation in die Wunde kommen oder, wesentlich häufiger, erst viel später durch Ausbreitung aus einem Eiterherd im Körper in den Bereich der Prothese einwandern. In den meisten Fällen ist dann die Entfernung der gesamten Prothese nötig. Nach einigen Wochen bis Monaten kann dann wieder eine Prothese eingebaut werden, manchmal ist dies aber nicht mehr möglich. Diese Komplikationen kommen zum Glück nur selten vor, bedeuten für den Betreffenden aber einen massiven Einschnitt und auch starke Behinderungen. Weitere mögliche Komplikationen und unerwünschte Folgen einer Prothesenoperation können Blutgerinnsel mit der Gefahr eines Lungeninfarkts, Knochenbrüche im Bereich der Prothesen, das vollständige Auslockern von Prothesenteilen, der Bruch von Prothesenteilen selbst, unerwünschte Beinlängenunterschiede und Bewegungseinschränkungen sein. Aber nochmals, so gefährlich diese Folgen auch klingen, sie betreffen nur extrem wenige Patienten, und die Mehrzahl kann das Leben beweglich und ohne Schmerzen über viele Jahre genießen.

Eine aktuelle Entwicklung der letzten Jahre war das Einsetzen von Prothesen über kleine Schnitte, die sogenannte minimalinvasive Chirurgie. Diese Methode hat nichts mit der Gelenkspiegelung zu tun, da man dabei ja mit einer Optik ins Gelenk schaut. Ausgehend von den USA hat sich die minimalinvasive Chirurgie aber auch in Europa verbreitet. Dabei werden, um an das kranke Gelenk zu kommen, die Muskeln nicht mehr durchtrennt und nachher wieder vernäht, sondern zur Seite geschoben. Dazu sind dann nur noch kleinere

Hautschnitte und die Verwendung von speziellen Operations-
haken notwendig. Meist wird auch ein anderer Zugang zum
Gelenk als beim herkömmlichen Protheseneinbau gewählt.
Welchen Nutzen hat nun der Patient? Bei der minimalinvasi-
ven Methode ist der Blutverlust bei der Operation eindeutig
geringer als bei herkömmlicher Prothesenoperation. Tenden-
ziell sind die Patienten auch schneller mobil; später, nach einigen Wochen, finden sich aber keine Unterschiede mehr. Stellt
ein Operateur seine jahrelang erfolgreiche Operationsmethode auf die minimalinvasive Technik um, ist natürlich anfangs die Gefahr von weniger korrekt eingebauten Prothesen
größer. Insgesamt ist die Zahl der Komplikationen aber bei
beiden Methoden gleich gering. Die minimalinvasive Chirurgie ist derzeit sicherlich auf ihrem Siegeszug, und in einigen
Jahren werden wahrscheinlich fast alle Prothesen im Hüft-
und Kniebereich auf diese Weise eingebaut werden. In Zeiten
der Umstellung von einer herkömmlichen auf eine neuere
Methode muss man als Patient die Wahl der Operationsmethode mit seinem Orthopäden besprechen. Nur weil etwas
neu ist, muss es nicht bedeuten, dass die neue Methode wirklich einen Nutzen bringt. Es ist sicherlich besser, von einem
erfahrenen Operateur nach der herkömmlichen Methode
operiert zu werden, als ihn zu zwingen, eine für ihn nicht so
gängige Technik bei Ihnen anzuwenden.

Ist der Knorpel eines Gelenkes vollständig abgenutzt, kommt als Operation nur noch das Einbringen eines künstlichen Gelenkes in Frage. Die Ergebnisse bis 20 Jahre nach einer Operation sind an Hüfte und Knie ausgezeichnet, nur bei zwei von zehn Patienten ist in diesem Zeitraum mit einer neuerlichen Operation zu rechnen. Sehr selten kann es aber zu schwerwiegenden Komplikationen und unerwünschten Folgen kommen.

NACHWORT

Sie haben bis jetzt einiges über Knorpelschäden erfahren. Sie betreffen Jung und Alt und alleine in Europa sind Millionen Menschen davon betroffen. Die Zahl der Behandlungsmöglichkeiten ist sehr groß, und für Patienten und manchmal auch Ärzte ist es schwer, den Überblick zu bewahren. Trotz einiger weniger seriöser Behandlungen gibt es eine Vielzahl von geprüften Therapien mit nachweislich guten Ergebnissen bei Knorpelschäden. Falls diese Behandlungen nicht den gewünschten Erfolg bringen, gibt es immer noch eine große Zahl geeigneter Operationen, um die Beschwerden zu verringern oder das Fortschreiten der Knorpelschädigung zu verhindern. Wichtig ist, die richtige nicht operative Therapie oder auch Operationsmethode mit seinem Orthopäden im direkten Gespräch zu finden und auch die eigenen Erwartungen in die Wahl der Therapie miteinzubeziehen.

Um die Entstehung und auch das Fortschreiten von Knorpelschäden zu vermeiden, ist eine ausgewogene Ernährung ebenso wie eine gesunde sportliche Betätigung sehr wichtig. Die Vermeidung von falschen Belastungen und auch von Gelenkverletzungen sollte aber oberstes Ziel bei Ausübung jeder Sportart sein.

ANHANG

Die wichtigsten sonstigen Gelenkerkrankungen ohne Knorpelbeteiligung

Dieser Überblick zu anderen Gelenkbeschwerden, die nicht unmittelbar mit Knorpelschäden verbunden sind, ist natürlich nicht vollständig, es werden aber doch die in der klinischen Praxis häufigsten Beschwerdebilder vorgestellt.

Einengungen am Schultergelenk

Die sogenannten Einengungssyndrome an der Schulter sind die häufigsten schmerzhaften Erkrankungen an der Schulter. Dabei kann der Arm seitlich nur unter Schmerzen angehoben werden. Ursache ist eine Entzündung der Sehnen und Schleimbeutel zwischen Schulterdach und dem Oberarmkopf. Gerade beim Heben des Armes kommt dieser Bereich dann unter Druck und schmerzt sehr stark. Auslöser kann auch ein Knochensporn am Schulterdach sein, der bei jeder Bewegung an der Sehne reibt. Manchmal kann es auch sein, dass Sehnenteile in diesem Bereich aufgrund der Entzündung reißen. Weniger dramatisch, aber auch sehr schmerzhaft, sind Kalkablagerungen, die am Boden der Entzündung entstehen. All diese Erkrankungen sollten von einem Orthopäden abgeklärt und behandelt werden.

Schulterinstabilitäten

Durch Unfälle mit Schulterverrenkungen oder allgemeine Ausweitung der Bänder und Kapseln kann es passieren, dass der Oberarmkopf immer wieder ganz oder teilweise aus der Gelenkpfanne gleitet. Diese Instabilitäten sollten auf jeden Fall vom Spezialisten abgeklärt werden.

Tennis- und Golferellbogen

Durch falsche Belastungen entweder beim Faustschluss oder bei Beugebewegungen im Handgelenk kann es zu einer Beinhautentzündung am ellbogennahen Ursprung der überbeanspruchten Muskeln kommen. Dabei sind klassische Punkte seitlich am Ellbogengelenk schmerzhaft. Auch diese Entzündungen sollten vom Orthopäden abgeklärt und behandelt werden, um das Entstehen von chronischen Entzündungen zu vermeiden.

Handgelenkbeschwerden

Am häufigsten sind im Bereich des Handgelenkes Sehnen- und Sehnenscheidenentzündungen durch Überbeanspruchung anzutreffen. Wesentlich seltener sind Veränderungen im Bandapparat des Handgelenkes, die dann auch oft operiert werden müssen. Sehnenentzündungen können, wenn richtig diagnostiziert, schnell mit einfachen Mitteln zur Abheilung gebracht werden.

Hüftbeschwerden

Beschwerden der Hüfte, die nicht durch Knorpelschäden oder andere seltenere Erkrankungen erklärbar sind, sind oft gar nicht so leicht zuzuordnen. Einerseits kommen in die Hüfte ausstrahlende Beschwerden in Frage, die meist ihren Entstehungsort in der Lendenwirbelsäule und im Becken-Kreuzbein-Bereich haben, andererseits findet man auch Kapselreizungen und Reizungen bindegewebiger Strukturen an der Gelenkpfanne oder auch von den gelenknahen Sehnen. Auch die Diagnose von anhaltenden Hüftbeschwerden gehört in die Hände eines Orthopäden.

Kniebeschwerden

Neben den im Buch bereits beschriebenen Knorpelschäden, Meniskus- und Bänderverletzungen gibt es im Bereich des Kniegelenkes eine Vielzahl von Beschwerdebildern. Meist liegen Sehnen- und Bänderüberlastungen vor, die oft auch gehäuft bei Ausübung einer bestimmten Sportart auftreten. So gibt es Kniebeschwerden mit Reizungen, die vermehrt bei Radfahrern, Schwimmern oder Springern auftreten können. Beschwerden, die auch noch nach Tagen trotz bereits eingeleiteter Behandlung weiter bestehen, gehören von einem Spezialisten begutachtet.

Achillessehnenbeschwerden

Im Bereich des Sprunggelenkes und des Fußes gibt es auch viele weniger dramatische Bänder- und Sehnenüberlastungen. Sehr häufig ist die Achillessehne betroffen. Dabei kann die Sehne durch Fehlhaltungen und Fehlstellungen des Fußes oder durch sportliche Tätigkeit überlastet sein, die sich dann in Form einer schmerzhaften Entzündung der Sehne äußert. Auch diese Sehnenentzündung muss früh behandelt werden, da der Zustand sonst bleiben kann und sich im schlimmsten Fall ein teilweiser oder sogar vollständiger Riss der Sehne entwickeln kann.

DER SCHNELLSTE WEG
ZUR HILFE

Deutschland

Deutsche Ärztekammer
Bundesärztekammer
Herbert-Lewin-Platz 1
D-10623 Berlin
Tel: + 49 30 4004 560
www.bundesaerztekammcr.de
info@baek.de

Deutsche Gesellschaft
für Orthopädie und
Unfallchirurgie
(DGOU)
Langenbeck-Virchow-Haus
Luisenstraße 58
D-10117 Berlin
Tel: + 49 30 28 00 44 40
www.dgou.de
info@dgou.de

Österreich

Knorpel- und
Arthrosezentrum
Doz. Dr. Ronald Dorotka
Praxisklilnik
Naglergasse 11/
Eingang Haarhof 2
A-1010 Wien
www.knorpelschaden.at
ordination@knorpelschaden.at
Tel. Voranmeldung:
+ 43 1 535 46 57

Knorpelambulanz der
Universitätsklinik für
Orthopädie
(Allgemeines Krankenhaus
der Stadt Wien; AKH)
Ebene 7, Leitstelle 7D
Währinger Gürtel 18–20
A-1090 Wien
Nur nach telefonischer
Vereinbarung:
Tel: + 43 1 4 04 00 / 40 80

Österreichische Ärztekammer
Weihburggasse 10-12
A-1010 Wien
Tel: + 43 1 514 06
www.aerztekammer.at
post@aerztekammer.at

**Österreichische Gesellschaft
für Orthopädie
c/o Wiener
Medizinische Akademie**
Alser Straße 4
A-1090 Wien
Tel: + 43 1 405 13 83 21
www.orthoaedics.or.at
office@orthopaedics.or.at

**Arbeitskreis für
Biotechnologie, Tissue
Engineering und
Knochenbanken (BIOTEK)**
www.biotek.at
office@biotek.at
**Allgem. Krankenhaus Krems
Orthopädische Abteilung**
Mitterweg 10
A-3500 Krems
Tel: + 43 27 32 80 40
www.krems.lknoe.at
orthopaedie@krems.lknoe.at

Schweiz

**Vereinigung der Schweizer
Ärztinnen und Ärzte**
Elfenstraße 18
CH-3000 Bern
Tel: + 41 31 359 11 11
www.fmh.ch
info@fmh.ch

**Schweizerische Gesellschaft
für Orthopädie**
15, avenue des Planches
CH-1820 Montreux
Tel: + 41 21 963 21 39
www.sgosso.ch
office@cpconsulting.ch

International

**International Cartilage
Repair Society**
Seestraße 53
CH-8702 Zollikon
Tel: + 41 44 390 18 40
www.cartilage.org
office@cartilage.org

Unverseifbare Avocado-/Sojaöle

Informationen im deutschsprachigen Raum:
www.cartilvit.at

Bestellungen für den deutschsprachigen Raum:
Online auf:
www.cartilvit.at
Per Post:
CARTILSAN-Orthopädie
Dominikanerbastei 3
A-1010 Wien
Telefonisch Österreich:
08 00 22 79 00

Selbsthilfegruppen

**Selbsthilfegruppe für
Rheuma, Polyarthritis
und Arthrosen**
c/o Anneliese Edlinger
Josefstraße 59, 3100 St. Pölten
Tel: + 43 27 42 7 66 27
oder + 43 27 42 35 33

**Selbsthilfegruppe
Rheuma Wien
(Polyarthritis,
Arthrosen ...)**
c/o Schutzhaus Blumenfreunde
Fännergasse 2, 1210 Wien
Tel: + 43 699 11 62 15 28

**Selbsthilfegruppe
für Menschen
mit chronischer Polyarthritis**
c/o Medizinisches
Selbsthilfezentrum
Obere Augartenstraße 26–28
1020 Wien
Tel. & Fax: + 43 1 434 98 89
oder + 43 1 310 77 88

**Selbsthilfegruppe
chronische Polyarthritis**
c/o Buja Mühlburger
Dr. Redererstraße 11
6166 Fulpmes
Tel: + 43 52 25 6 40 72
oder + 43 6 64 4 40 23 49

**Arthrose-Selbsthilfe
Eckhard K. Fisseler**
Am Mühlenberg 2
D-34587 Felsberg
Tel: + 49 56 62 40 88 51
Fax: + 49 56 62 9 39 05 81
E-Mail: arthrose@online.de

Deutsches Arthrose-Forum
c/o Silvia Kaczmarek
Kopernikusallee 56
D-75175 Pforzheim

Deutsche Arthrose-Hilfe e.V.
Postfach 110551
D-60040 Frankfurt a.M.
Tel: + 49 68 31 94 66 77
Fax: + 49 68 31 94 66 78

REGISTER

Unsere Leseempfehlung

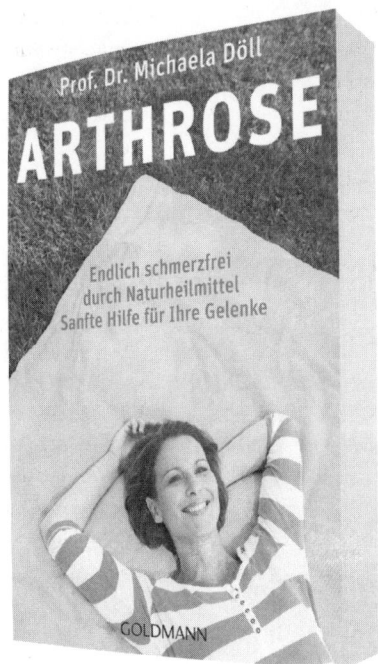

208 Seiten

Immer mehr auch jüngere Menschen leiden an Arthrose. Aber nur die wenigsten wissen: Hochwirksame Hilfe kommt direkt aus der Natur! Biostoffe regenerieren beschädigte Knorpel, wirken entzündungshemmend und schmerzlindernd. Dr. Michaela Döll zeigt, welche Naturheilmittel besonders geeignet sind und was jeder selbst für die Vorsorge tun kann. Der Arthrose-Ratgeber für mehr Lebensqualität!

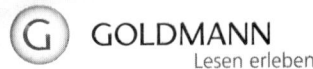

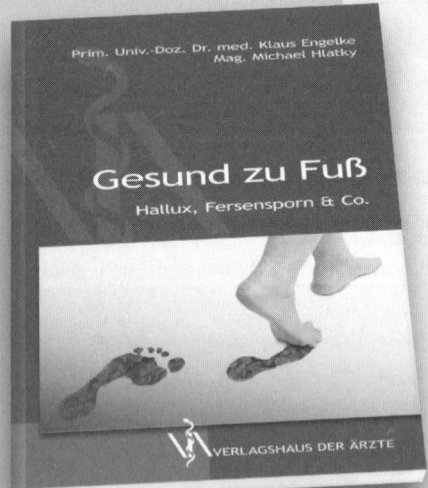